CONTRIBUTION A L'ÉTUDE

DES

TUMEURS FIBRO-TENDINEUSES A MYÉLOPLAXES

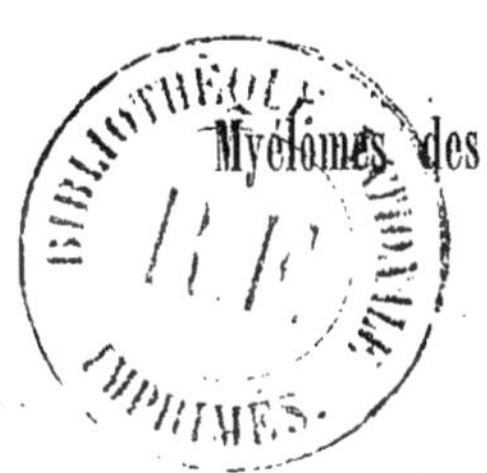

Myélomes des gaines tendineuses et des tissus fibreux.

PAR

Samuel BONJOUR

Docteur en médecine de la Faculté de Paris

PARIS

G. STEINHEIL, ÉDITEUR

2, RUE CASIMIR-DELAVIGNE, 2

1897

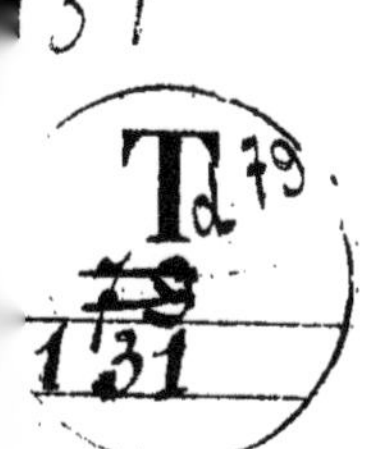

CONTRIBUTION A L'ÉTUDE

DES

TUMEURS FIBRO-TENDINEUSES A MYÉLOPLAXES

Myélomes des gaines tendineuses et des tissus fibreux.

IMPRIMERIE LEMALE ET Cie, HAVRE

CONTRIBUTION A L'ÉTUDE

DES

TUMEURS FIBRO-TENDINEUSES A MYÉLOPLAXES

Myélomes des gaines tendineuses et des tissus fibreux.

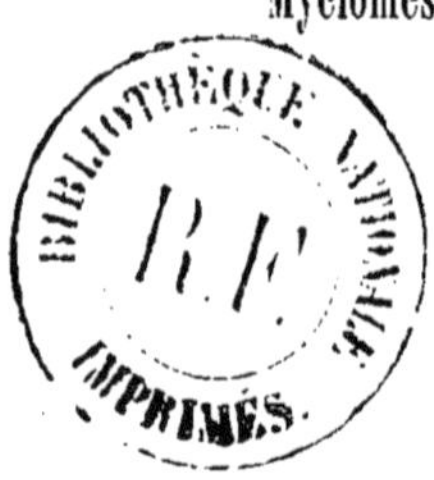

PAR

Samuel BONJOUR

Docteur en médecine de la Faculté de Paris

PARIS

G. STEINHEIL, ÉDITEUR

2, RUE CASIMIR-DELAVIGNE, 2

1897

A MON PÈRE, MON MEILLEUR AMI

Qui, par ses propres recherches et son exemple, m'a inspiré le goût des sciences naturelles.

A MA CHÈRE MÈRE

A tous deux ma plus profonde reconnaissance.

A MA FILLE CHÉRIE, GERMAINE

A MA FAMILLE ET A TOUS MES AMIS

A MON CHER MAITRE, M. LE Pr A. HEURTAUX

Chirurgien en chef de l'Hôtel-Dieu de Nantes.

Pour l'enseignement à la fois si familial et si élevé que nous avons reçu de lui depuis dix ans et plus.

Hommage de notre dévouement et de notre gratitude.

A M. LE Pr A. MALHERBE

Directeur de l'École de médecine de Nantes.

Qui nous a libéralement ouvert son riche laboratoire et aidé de ses conseils pendant tout le temps de nos études.

Hommage de nos sentiments reconnaissants et dévoués.

A M. LE Pr J. CHENANTAIS

Chirurgien en chef honoraire des hôpitaux de Nantes.

Témoignage de mon profond respect.

A TOUS MES MAITRES DE L'ÉCOLE DE MÉDECINE DE NANTES

A MON CHER ET EXCELLENT AMI, LE Dr A.-H. PILLIET

Chef du Laboratoire de clinique chirurgicale de l'hôpital de la Charité.

Témoignage de ma sincère affection et de toute ma reconnaissance.

A MON PRÉSIDENT DE THÈSE

M. LE Pr P. TILLAUX

Commandeur de la Légion d'honneur.

Pour la bienveillante sympathie et l'aide qu'il nous a témoignées pendant les années 1893, 1894, 1895 et 1896 dans ses services à la Pitié et à la Charité.

Hommage de mon respectueux dévouement.

CONTRIBUTION A L'ÉTUDE

DES

TUMEURS FIBRO-TENDINEUSES A MYÉLOPLAXES

Myélomes des gaines tendineuses et des tissus fibreux.

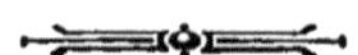

AVANT-PROPOS

C'est l'observation d'une de ces tumeurs, prise dans le service de M. le Professeur Tillaux, qui servira de base à notre travail. Ayant eu, d'autre part, l'occasion d'étudier une seconde tumeur de cette nature, développée sur la gaine de l'extenseur du troisième orteil du pied gauche, puis une troisième, développée sur le médius de la main gauche; ayant enfin trouvé, au Laboratoire d'histologie de l'École de médecine de Nantes, quelques spécimens de tumeurs analogues, nous avons eu l'idée de prendre pour sujet de notre thèse inaugurale, l'étude du myélome et particulièrement de celui des gaînes tendineuses, variété de tumeur sur laquelle, sauf le mémoire publié en 1891, dans les Archives générales de Médecine, par M. le Professeur A. Heurtaux, de Nantes, il n'existe, croyons-nous, aucun travail d'ensemble.

Sous les noms de : tumeurs à myéloplaxes (E. Nélaton), myeloid tumours (J. Paget), sarcomes myéloïdes (Cornil et Ranvier), myélomes (A. Heurtaux, A. Malherbe, de Larabrie), on a décrit un certain nombre de tumeurs, dont les plus communes s'observent au niveau des gencives, et prennent leur point d'implantation dans les alvéoles mêmes des dents (épulies), mais qui peuvent aussi se rencontrer dans les os, plus spécialement dans les os longs, ou dans les gaines des tendons des mains et des pieds.

Les deux premières localisations sont bien connues ; la troisième l'est beaucoup moins. Cependant, nous avons pu en recueillir un certain nombre de cas : d'abord celui de M. le Professeur Tillaux, dont on trouvera la relation en tête de nos observations, puis celui publié dans la séance du 27 avril 1894, de la Société anatomique, par MM. A. H. Pilliet et Mauclaire ; puis les trois cas publiés par M. A. Heurtaux et dont les préparations sont conservées à l'École de médecine de Nantes ; puis un sixième cas, qui est la récidive de la tumeur faisant l'objet de l'observation ; un septième spécimen est celui de la tumeur enlevée à la paume de la main par feu M. le Professeur de Larabrie, de Nantes. Un huitième cas sera celui dont l'étude a été publiée par M. Reboul, de Marseille, en 1892, dans les Archives provinciales de chirurgie. Enfin, pour terminer, nous donnerons une étude détaillée de deux tumeurs de gaines tendineuses, l'une du troisième orteil du pied gauche, l'autre du médius de la main gauche, toutes deux enlevées par M. le Professeur Heurtaux, de Nantes, qui nous en a généreusement fait l'abandon. Mais, avant d'étudier ces tumeurs, il est bon de jeter un coup d'œil sur la structure des myélomes, de rechercher quelle place il convient d'assigner à ces néoplasmes, dans le cadre nosologique, puis de passer rapidement en revue l'historique de la question.

Notre cher et vénéré maître, M. le Professeur Tillaux, dans l'enseignement de qui nous avons puisé tant d'utiles leçons, et dont la bienveillance ne nous a jamais fait défaut, a bien voulu accepter la présidence de cette thèse ; qu'il nous permette de le remercier ici de l'honneur qu'il nous fait et de lui adresser l'expression de notre profonde reconnaissance.

Que notre excellent ami, le Dr A.-H. Pilliet, qui nous a constamment encouragé de son amitié et aidé de ses savants conseils, reçoive l'assurance de notre sincère et reconnaissante affection.

Que M. le Professeur A. Heurtaux, de Nantes, qui n'a cessé, depuis que nous sommes au monde, de nous porter un si vif intérêt et de nous aider dans nos études, veuille bien accepter l'hommage de notre profonde et toute respectueuse affection.

Enfin que M. le Professeur A. Malherbe, directeur de l'École de médecine de Nantes, qui nous a si puissamment aidé dans nos recherches et dont nous reproduisons les opinions sur plusieurs points intéressants de notre travail, nous permette de lui adresser ici, pour ses savants conseils, pour son dévouement et pour l'amitié dont il veut bien nous honorer, l'assurance de notre entière gratitude.

CHAPITRE PREMIER

Délimitation du genre myélome.

Sous le nom de myélomes, nous comprenons une série de tumeurs désignées par les auteurs contemporains sous divers noms : sarcome myéloïde (Cornil et Ranvier), tumeurs à myéloplaxes (Eug. Nélaton), tumeurs myéloïdes (myeloid tumours) (J. Paget), sarcomes angioplastiques (Malassez).

Sommes-nous fondé à opérer cette division et à démembrer le genre sarcome pour créer un genre nouveau?

Si l'on considère l'essence du genre sarcome, on voit qu'elle réside surtout dans la jeunesse extrême, l'état embryonnaire des éléments cellulaires qui composent la tumeur. Les vaisseaux du sarcome — fait capital — sont également constitués par des cellules embryonnaires légèrement modifiées pour remplir le rôle d'endothélium.

Lorsqu'un sarcome bien caractérisé rencontre dans les tissus qu'il envahit, une artère ou une veine, ces vaisseaux sont bientôt sclérosés, oblitérés et détruits ; ils sont alors remplacés par des vaisseaux de formation nouvelle présentant, comme nous le disions plus haut, des parois purement embryonnaires.

Donc, état embryonnaire des cellules, état embryonnaire

des parois vasculaires, tels sont anatomiquement les deux traits caractéristiques, fondamentaux du sarcome.

Si maintenant nous nous plaçons au point de vue de la clinique, nous constatons que le sarcome est le plus souvent une tumeur maligne, parfois même d'une extrême malignité, qu'il récidive après l'ablation, même très largement opérée, et enfin que la tumeur récidivante est plus embryonnaire, plus maligne encore que la tumeur primitive.

Le sarcome se généralise, il envahit de proche en proche, surtout par la voie veineuse, les divers tissus qui l'avoisinent ; enfin il entraîne la cachexie par suite de sa nature même et indépendamment, au moins dans une certaine mesure, de son siège et de son volume.

Les tumeurs myéloïdes ou myélomes rentrent-ils dans le cadre tracé plus haut ? A cette question l'on peut répondre qu'ils y rentrent par certains côtés, mais qu'ils en sortent par certains autres. Ainsi les cellules des myélomes présentent la plus grande variété de formes et de dimensions, et ne sauraient être que difficilement considérées comme des cellules embryonnaires. Parmi les vaisseaux de ces tumeurs, s'il en existe quelques-uns dont les parois offrent un aspect embryonnaire, on en trouve d'autres qui présentent encore des tuniques parfaitement développées.

Enfin, dans les myélomes, on rencontre en quantité considérable certaines cellules très particulières dont la présence a permis tout d'abord de caractériser ces tumeurs ; nous voulons parler des cellules myéloïdes et des *myéloplaxes*. Nous étudierons plus tard l'évolution de ces cellules et leur signification, nous examinerons avec MM. Malassez et Monod la théorie de leur fonction angioplastique.

Pour le moment nous ne voulons retenir qu'une chose, c'est leur présence constante et en quantités notables dans les myélomes.

Loin de nous la pensée de soutenir qu'une grande cellule multinucléée ne saurait être rencontrée dans un véritable sarcome, mais lorsque les myéloplaxes sont réunies en assez grande abondance, qu'elles sont accompagnées d'une trame fibreuse ou fibroïde contenant les éléments cellulaires les plus variés de forme et sillonnée de vaisseaux à parois bien développées, nous voyons là un ensemble de faits qui s'éloigne tellement de la physionomie du sarcome que nous nous croyons autorisé à créer un genre à part : le *myélome*.

Ce n'est pas là, du reste, une véritable innovation; c'est un retour aux idées exprimées par E. Nélaton, le premier qui, en 1859, ait bien étudié ce genre de tumeurs à l'œil nu.

L'examen de l'évolution chimique du myélome ne peut que nous confirmer dans notre manière de voir. En effet, cette tumeur est le plus souvent bénigne et présente tout au plus la malignité locale signalée par Virchow, c'est-à-dire qu'elle peut déterminer sur place des accidents par extension aux tissus de voisinage ou par hémorrhagie.

Puis donc que nous considérons l'établissement du genre myélome comme suffisamment justifié, à quel tissu normal comparerons-nous les tumeurs qui le composent ? On sait, en effet, que l'immense majorité des tumeurs ont leur type dans un tissu normal qu'elles reproduisent soit fidèlement (fibrome, lipome, myôme), soit avec des déviations qui rendent cette parenté avec le tissu-type presque méconnaissable (épithéliome).

Eh bien! il est facile de trouver dans la moelle des os le prototype du myélome. Ce tissu renferme en effet des éléments cellulaires variés, parmi lesquels de nombreuses myéloplaxes des médullocelles et une trame fibroïde, susceptible de s'épaissir dans de certaines conditions.

Définition. — Les tumeurs du genre myélome sont formées par un tissu dans lequel on retrouve les éléments hématopoiétiques de la moelle mélangés aux éléments du tissu fibro-tendineux qui prolifèrent à leur contact et leur forment une gangue assez épaisse pour faire illusion au point de vue clinique et même au point de vue anatomo-pathologique sur la véritable nature de ces tumeurs.

Ce tissu est caractérisé par la présence d'un réseau vasculaire avec pointes d'accroissement et myéloplaxes, comparable à celui que l'on rencontre avant la période d'ossification dans le cartilage du fœtus, c'est-à-dire dans un tissu qui sera plus tard, comme le tissu fibro-tendineux des gaines, à peu près dépourvu de vaisseaux.

En séparant le myélome du genre sarcome, nous ne faisons, du reste, que revenir à l'opinion des premiers auteurs qui ont étudié les tumeurs à myéloplaxes et qui ont affirmé la bénignité. Nous pensons que Cornil et Ranvier, en réunissant il y a vingt-six ans les tumeurs à myéloplaxes au genre sarcome, ont voulu poser une loi générale et n'ont pas tenu un compte suffisant de l'âge des sujets, qui occupe une place si prépondérante dans l'évolution des sarcomes.

On va voir, d'ailleurs, dans l'exposé historique qui suit, les principales opinions émises par les auteurs au sujet des tumeurs qui nous occupent.

CHAPITRE II

Historique.

Ainsi que le fait très justement observer Eug. Nélaton, l'absence presque complète de documents anatomo-pathologiques dans les écrits des anciens auteurs rend difficile la tâche de celui qui recherche les origines de la question que nous traitons.

Toutefois il semble bien que ce soit le célèbre chirurgien français Ambroise Paré qui, le premier, ait distingué la variété de tumeurs constituée par du tissu myéloïde; les caractères cliniques qu'il énumère ne peuvent guère laisser subsister le moindre doute à cet égard. Dans son chapitre intitulé : « Des tumeurs et chairs superflues des gencives », Paré donne, en effet, un tableau séméiologique court, mais fort exact, de ces tumeurs ; il décrit leur lividité, leur indolence, la confusion possible entre elles et les tumeurs malignes, leur tendance à la récidive après ablation et cautérisation incomplètes, leur guérison définitive après plusieurs excisions et cautérisations. Il va même jusqu'à signaler la cause de la récidive pour une de ces tumeurs qu'il dut extirper plusieurs fois consécutives : « et qui en estoit cause, dit-il, c'estoit une petite portion de l'os de l'alueole où sont insérées les dents, qui estoit alteré et pourri » (1).

(1) A. PARÉ. Édit. de Malgaigne, t. I, p. 381.

Lassus, également cité par E. Nélaton, donne une description de certaines tumeurs fongueuses du périoste ayant de très grands rapports avec les tumeurs myéloïdes des épiphyses des os longs. Voici en quels termes il s'exprime : « Ces tumeurs, dures et circonscrites, d'un petit volume tout d'abord, après avoir subsisté dans le même état, prennent subitement un accroissement rapide, se ramollissent à mesure qu'elles augmentent de volume, donnent alors aux personnes qui les touchent et qui manquent d'expérience la sensation illusoire d'une fluctuation profonde ; si, d'après cette supposition, on ouvre la tumeur avec l'instrument tranchant, il ne sort pas de pus, mais du sang ou une sérosité sanguinolente et l'on découvre un fongus rougeâtre, mollasse, putride, avec érosion de la substance osseuse sur laquelle il est implanté ; cette maladie ne guérit que l'amputation et nous l'avons observée plusieurs fois sur la tête du péroné » (1).

Il est probable que, dans cette description, Lassus a confondu des tumeurs de nature diverse.

Dans ses leçons orales de clinique chirurgicale, Dupuytren décrit ces tumeurs sous les noms divers de fongus hématode, ostéo-sarcome, tumeurs érectiles des os, kystes osseux. Il établit des distinctions nettes entre le véritable cancer des os et certaines formes de spina-ventosa au point de vue de la malignité (2).

En 1845, Lebert, en étudiant les tumeurs auxquelles il

(1) Lassus. *Pathol chir.*, t. I, p. 589.

(2) La présence de cellules géantes à plusieurs noyaux fut d'abord constatée par J. Mueller et par Rokitansky, en 1838. Pour Joh. Muller, ces éléments étaient des cellules-mères.

donna le nom de fibro-plastiques des os, aperçut des éléments histologiques qu'il décrivit sous le nom de : cellules-mères fibro-plastiques. C'étaient les myéloplaxes, mais il ne sut pas en découvrir la signification.

Pour cet auteur, les cellules multinucléées étaient les éléments presque caractéristiques d'un seul groupe de tumeurs, les tumeurs fibro-plastiques.

En 1849, le Professeur Ch. Robin publia un travail sur deux nouvelles espèces d'éléments anatomiques, auxquels il donna le nom de plaques ou lamelles à noyaux multiples, ou multinucléées des os, ou encore ceux de globules sphériques multinucléés de la moelle des os. L'étude qu'il fit de ces éléments constituait un grand pas vers la vérité.

En 1850, Kölliker décrivit les éléments anatomiques auxquels il donna le nom de corps (cellules ?) particuliers, à plusieurs noyaux de la moelle des os. Mais il ne sut découvrir ni leur rôle, ni leur signification.

En 1853, James Paget, en Angleterre, publiait ses « Lectures of surgical Pathology », et nommait « myeloïd tumours » les néoplasmes qui nous occupent (1857).

En 1855 parut un nouveau travail de Ch. Robin. C'est à lui que revient l'honneur d'avoir signalé pour la première fois les tumeurs caractérisées par la prédominance des éléments histologiques propres au tissu médullaire et d'avoir ensuite découvert la véritable signification de ces éléments auxquels il donna le nom de myéloplaxes (de μυελὸς = moelle, et πλάξ = plaquette).

En 1856, Ollier publia à Montpellier sa thèse inaugurale

dans laquelle il indique ces tumeurs et décrit les éléments dont elles se composent ; mais il ne traite ces questions qu'incidemment.

C'est en 1860 que parut la thèse inaugurale d'Eugène Nélaton, travail extrêmement remarquable à tous égards. Dans cette étude, il donne des caractères anatomiques et cliniques excellents des tumeurs à myéloplaxes. Pour lui, le tissu myéloplaxique se reconnaît : 1° à l'œil nu, par sa coloration rouge brun ; 2° au microscope, par la présence de nombreuses myéloplaxes. Au point de vue clinique, ces tumeurs se distinguent par une bénignité relative, ce qui les éloigne d'autres variétés de tumeurs, et, en particulier, des tumeurs fibro-plastiques. Le travail de Nélaton est basé sur l'examen de quarante-sept tumeurs, dont on trouvera le résumé dans le cours de ce mémoire. Toutes ces tumeurs étaient en rapport avec le système osseux. Nélaton n'a donc observé aucun cas de myélome ni d'autre tumeur dans les gaines tendineuses ; mais il a eu le mérite de séparer complètement les myélomes auxquels il avait pensé à donner le nom de myéloplaxomes — des sarcomes que l'on confondait alors presque absolument avec le cancer. En effet, les tumeurs fibro-plastiques de Lebert (notre sarcome fasciculé) étaient alors les seules tumeurs malignes différenciées d'avec le cancer vulgaire. Malgré les progrès faits dans la connaissance des tumeurs depuis trente-cinq ans, nous pensons que, pour apprécier avec justesse la valeur pathologique des myélomes, il faut en revenir, au moins en partie, aux idées d'Eug. Nélaton.

Dans divers travaux parus de 1862 à 1866, Virchow, en

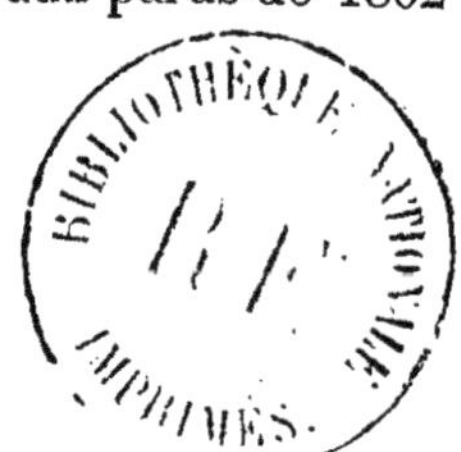

Allemagne, et Ranvier, en France, reprenant l'étude des cellules multinucléées, montrèrent que leur rôle était plus vaste que celui qu'on leur avait récemment attribué, que les idées de J. Mueller se rapprochaient davantage de la vérité, enfin que ces éléments pouvaient se voir dans toutes les variétés du sarcome, même des parties molles. Aussi Virchow proposait-il de remplacer le mot de myéloplaxes par celui de *Riesenzellen* (cellules géantes), d'un sens beaucoup trop vague, puisqu'il permet la confusion de cellules normales de la moelle avec des éléments pathologiques.

Ce fut vers cette époque que l'on découvrit, dans un grand nombre de produits pathologiques, et particulièrement dans le tubercule, des éléments comparables aux myéloplaxes. Nous ne pouvons mieux faire que de rapporter ici un résumé de l'historique qu'ont donné de ces faits MM. Malassez et Monod dans le beau travail qu'ils ont publié en 1878 dans les *Archives de Physiologie.*

La cellule géante du tubercule, dont l'existence fut indiquée en 1855 par Virchow (1) et par Rokitansky (2), puis étudiée par divers auteurs allemands (Rindfleisch, Büsch, Wagner), ne fut vraiment bien mise en lumière que par Langhans (3) et par Schüppel (4).

Cornil et Ranvier (5) rapportant l'opinion de Langhans

(1) *Virchow's Archiv.*, t. 215, p. 48.

(2) ROKITANSKY. *Lehrbuch der pathol. Anat.*, 1855, t. I, p. 121, p. 295.

(3) LANGHANS. *Virchow's Archiv*, t. XLII, p. 384.

(4) SCHUPPEL. *Lymphendrüsentuberculose*, Broch. Tubingen, 1871. *Arch. der Heilkunde*, 1872, et *Wagner's Archiv*, t. XIII.

(5) *Manuel d'anat. pathol.*, p. 460.

sur les cellules géantes des séreuses au pourtour des granulations tuberculeuses, déclarent avoir rencontré ces éléments dans toutes les inflammations fibreuses de ces membranes. On les retrouve aussi dans des productions pathologiques très diverses ; c'est ainsi qu'on les signala dans toutes les variétés de sarcome, dans le lupus (Lang), dans les syphilomes (Baumgarten, Browicz).

Enfin, dans une période qui comprend de 1872 à 1877, Heidenhain, Ziegler, Weiss (de Padoue), Baumgarten, ont démontré que l'on pouvait déterminer expérimentalement chez les animaux la production de cellules géantes en introduisant, soit dans la cavité péritonéale, soit dans le tissu cellulaire sous-cutané, de petits corps étrangers, tels que des brins de coton, des cheveux, qui, au bout d'une quinzaine de jours, se trouvent recouverts de nombreuses cellules, parmi lesquelles il en existe de tout à fait semblables aux cellules géantes. Malheureusement, les conclusions tirées par ces auteurs de leurs expériences au point de vue du mode de développement de ces Riesenzèllen (cellules géantes) sont contradictoires.

Leur présence dans les productions normales et pathologiques les plus diverses, a amené certains savants à ne voir en elles que des cellules tout à fait banales et sans importance propre. D'autres auteurs, au contraire, et parmi eux surtout Waldeyer (1), s'appuyant principalement sur le rôle qu'elles semblent jouer dans la formation du tissu osseux, tendent à leur accorder le titre et le rôle d'organes de résorption.

(1) WALDEYER. *Canstatt's Jahresbericht*, 1872, t. I, p. 15.

Waldeyer rapproche ces faits des travaux de Langhans sur la résorption des caillots sanguins, de ceux de Ponfick, qui signale de grosses cellules contenant des globules sanguins dans la rate et dans la moelle des os, cellules qu'il considère comme des organes de résorption, enfin de ceux de Kölliker qui, dans son travail sur le mode de résorption des os et des dents, signale des cellules géantes, correspondant chacune à une lacune de Howship, auxquelles il donne, en raison de leur rôle, le nom d'*ostéoclastes*.

Aujourd'hui nous savons que la fonction physiologique qui caractérise la myéloplaxe est d'être hématopoiétique.

Ceci met fin à toutes les discussions précédentes.

Pour revenir aux myéloplaxes proprement dites, les opinions sont partagées. Les uns, à l'exemple de Ch. Robin, considèrent ces éléments comme caractérisant un groupe de tumeurs d'origine osseuse — les tumeurs à myéloplaxes, — les autres leur attribuent une signification beaucoup plus étendue, établissent leurs relations avec le tissu embryonnaire en général et élargissent infiniment davantage leur rôle. C'est ainsi que J. Mueller propose de leur donner le nom de *Mutterzellen* (cellules-mères) et que Virchow signale leur ressemblance avec les cellules ovulaires et leur analogie avec les cellules musculaires en voie de développement.

Des travaux plus récents précisent l'idée trop vague de J. Mueller et font de sa cellule-mère la cellule-mère des vaisseaux.

C'est d'abord Wegner, puis Lewschin et Brodowsky qui développent ces théories. En 1874, Brodowsky considère comme si important le lien qui relie ces cellules au développement des vaisseaux qu'il va jusqu'à substituer au mot de cellules-mères celui d'angioblastes ou angioplastes. On voit l'analogie évidente avec les cellules angioplastiques de Rouget (*Arch. de Physiol.*, 1873) et les cellules vaso-formatives de Ranvier (*Arch. de Physiol.*, 1874).

En 1876, le Dr Leboucq, de Gand, a publié un remarquable travail sous le titre : *Recherches sur le développement des vaisseaux et des globules sanguins dans les tissus normaux et pathologiques* (Gand, 1876).

Il décrit des masses protoplasmiques multinucléées, à prolongements multiples, se canalisant par la production de vacuoles dans leur intérieur, ces vacuoles contenant des globules rouges de formation nouvelle. Ces masses protoplasmiques se rencontrent dans le blastoderme, au niveau de l'aire germinative et ce sont elles qui président, sous forme de cellules vaso-formatives, au développement des vaisseaux lorsque ceux-ci se constituent de toutes pièces dans le tissu embryonnaire, sans nulle connexion avec le système vasculaire. Les cellules à noyaux multiples de la moelle osseuse ne diffèrent pas essentiellement de celles-ci.

Ce sont toujours des masses protoplasmiques se creusant de vacuoles et se mettant en rapport avec les capillaires embryonnaires pour former de nouveaux vaisseaux.

Ces cellules, surtout dans le tissu osseux, peuvent être arrêtées dans leur évolution et ne pas donner de cavités vasculaires. Elles se trouvent alors emprisonnées dans les cavités inextensibles qui les renferment ; elles s'étalent contre les parois osseuses et l'on a alors les myéloplaxes (plaques multinucléées).

Étudiant ensuite les sarcomes à ce point de vue, M. Leboucq cite un cas observé par Steudener (1) qui aurait vu, dans la charpente d'un sarcome alvéolaire de la rétine, des cellules géantes s'atténuant dans un de leurs prolongements pour paraître dégénérer en un canal endothélial, terminaison d'un capillaire sanguin.

Mais M. le Dr Leboucq avoue n'avoir pas réussi à observer lui-même, dans les tumeurs qu'il a examinées, de connexions assez évidentes entre les cellules géantes et les capillaires sanguins pour pouvoir affirmer le fait.

Nous allons maintenant parler d'un très beau et très intéressant travail que MM. Malassez et Monod ont fait paraître en 1876 dans les *Archives de Physiologie*. Ces deux savants et scrupuleux observateurs ont jeté une vive lumière sur la question si difficile et si controversée du rôle des myéloplaxes et, bien que ce chapitre soit spécialement consacré à l'historique des tumeurs à myéloplaxes et de leurs éléments, nous croyons indispensable de donner ici un résumé succinct du travail que nous venons de citer (2).

Pour MM. Malassez et Monod, le nom de myéloplaxes n'est pas exact, les myéloplaxes n'étant pas toujours des plaques et n'étant pas spéciales à la moelle osseuse. Le nom que Mueller leur donne (cellules-mères) est assez exact mais trop compréhensif.

(1) STEUDENER. Beiträge fur Onkologie. *Virchow's Archiv*, t. LXIX, p. 413.
(2) MALASSEZ et MONOD. *Archives de Physiologie*, 1878, p. 375 et suiv.

Ils débutent par l'observation d'un cancer hématode du testicule ayant rapidement entraîné la cachexie et la mort. A l'autopsie on trouve dans l'abdomen une grosse masse néoplasique lobulée, formée de ganglions hypertrophiés et dans le foie et les poumons un certain nombre de tumeurs arrondies.

Par raclage, à l'état frais, on obtient des éléments sarcomateux et parmi eux de grandes masses protoplasmiques, multinucléées (myéloplaxes de Robin).

Après 24 heures de macération dans l'alcool à 35 degrés et dissociation consécutive, ces cellules géantes prennent un autre aspect : ce sont de grandes masses protoplasmiques aux formes bizarres et s'anastomosant entre elles pour former une sorte de réseau protoplasmique.

Dans certaines parties de ce réseau les travées sont allongées, assez régulièrement cylindriques ; là les noyaux sont ovoïdes et leur grand diamètre est dirigé dans l'axe du cordon protoplasmique. Le protoplasme est assez grossièrement granuleux et offre quelques petites vacuoles.

Dans d'autres parties du réseau les masses protoplasmiques sont plus courtes, plus grosses, sans forme descriptible : leur forme et leurs dimensions sont très variables, les granulations n'y ont plus de direction apparente ; on y voit quelques vacuoles, à contenu généralement transparent ; dans quelques vacuoles plus vastes se voient comme des débris de globules rouges. Parmi les prolongements protoplasmiques, les uns se terminent par un petit renflement en boule ; d'autres prolongements sont plus longs, plus larges, tantôt terminés en pointe bifide, tantôt s'anastomosant avec d'autres prolongements issus soit de la même masse protoplasmique, soit d'une autre de ces masses. Quelques-uns d'entre eux sont munis de noyaux, surtout au niveau des anastomoses.

De toutes ces constatations MM. Malassez et Monod sont amenés à penser qu'il faut considérer ces éléments comme des masses protoplasmiques en voie d'accroissement.

Sur des coupes pratiquées après durcissement on voit que les cellules géantes ne paraissent plus que rarement en continuité entre elles, qu'elles semblent éparses au milieu des éléments sarcomateux ; on ne distingue plus les variétés dans les prolongements. Sur les préparations faites de manière à ne pas dissoudre les globules rouges, on trouve un certain nombre de cavités dont les unes semblent vides, les autres remplies de globules rouges, parfois mêlés de globules blancs.

La fréquence de cette disposition et les adhérences qui existent entre ces cavités et leur contenu sanguin rendent indm issible l'hypothèse d'un hasard de préparation.

Le protoplasma qui entoure ces cavités sanguines est tantôt plus homogène, plus réfringent, comme pour constituer une paroi plus résistante, tantôt plus granuleux, parfois même creusé de vacuoles, comme pour permettre à la cavité sanguine de s'accroître encore. Quelques-unes de ces cavités, de forme allongée, se prolongent par un petit canal se continuant avec un capillaire sanguin.

De l'analogie évidente qui existe entre ces cellules géantes, anastomosées et le réseau protoplasmique formé par les vaisseaux qui naissent ou s'accroissent (réseau vaso-formatif de Ranvier, cordons angioplastiques de Rouget), MM. Malassez et Monod sont conduits à penser que leurs cellules géantes peuvent être considérées comme des vaisseaux se développant sans ordre ni loi, et n'atteignant pas leur forme typique. Ces cellules pourraient être appelées *vaisseaux métatypiques,* par allusion à certaines cellules épithéliales que l'on retrouve, dans des épithéliomes, hypertrophiées et ayant proliféré pour donner naissance à des épithéliums métatypiques.

Ces cellules proviennent-elles d'une néoformation complètement indépendante du système vasculaire général ou bien ne sont-elles qu'un bourgeonnement embryonnaire de vaisseaux préexistants ? Les savants auteurs ne se prononcent ni pour l'une ni pour l'autre de ces opinions.

Quant à la nature véritable de cette tumeur, ils pensent qu'elle doit être regardée comme un sarcome se développant dans le sens vasculaire « en raison de la présence de cellules géantes qui, nous venons de le voir, ne sont que des cellules vaso-formatives ou des fragments de réseaux vaso-formatifs. Aussi avons-nous cru devoir désigner cette tumeur sous le nom de sarcome angioplastique. »

MM. Malassez et Monod passent ensuite à l'examen d'une épulie à forme vasculaire dans laquelle ils trouvent de très nombreuses myéloplaxes parmi lesquelles il en est qui offrent des rapports évidents avec le système circulatoire, qui présentent des points d'accroissement et des vacuoles dont les unes sont vides mais dont les autres — fait capital —

sont remplies de globules rouges. Voici comment ils concluent : « Avons-nous affaire à de simples extensions de vaisseaux préexistants ou à des néoformations indépendantes? Certains myéloplaxes (1) semblent bien n'être que des extensions de vaisseaux.................................

Mais il serait également fort possible que certains de nos myéloplaxes correspondissent à des formations vasculaires indépendantes. Nous nous appuyons pour défendre cette idée sur l'existence des petites cavités sanguines paraissant fermées de toutes parts et aussi sur l'absence de globules blancs, même dans de grandes cavités. »

Dans une autre épulie, celle-ci de forme fibreuse, ils ont trouvé des myéloplaxes bien moins nombreuses, dont la plupart ne présentent pas de caractères bien définis mais dont quelques-unes cependant « présentent des rapports manifestes avec les capillaires sanguins..... et semblent se développer en dehors de ces vaisseaux.... Cette tumeur serait donc encore un sarcome angioplastique comme les précédentes, mais un sarcome angioplastique dans lequel le développement vasculaire serait moins répandu et moins avancé ».

Enfin, après avoir examiné d'autres tumeurs à myéloplaxes, MM. Malassez et Monod ont trouvé que dans toutes ces tumeurs, les myéloplaxes présentaient les mêmes caractères histologiques. Voici comment ils concluent :

« 1° On peut trouver dans ces tumeurs des myéloplaxes s'anastomosant entre elles, présentant des pointes d'accrois-

(1) MM. Malassez et Monod emploient le mot de myéloplaxe au masculin, mais le mot grec πλάξ étant féminin, c'est le féminin qui convient au mot français.

sement, des vacuoles, donc de véritables éléments vaso-formateurs.

2° Entre ces myéloplaxes et ceux des formes les plus communes il existe une infinité d'intermédiaires. Ces derniers n'en sont pas moins des myéloplaxes, mais moins avancés dans leur développement.

3° Les myéloplaxes ne sont donc pas des éléments parfaits, spéciaux à certains tissus, mais bien des éléments incomplètement développés ; on pourrait les considérer comme des *vaisseaux métatypiques*.

4° Conséquemment les tumeurs à myéloplaxes doivent être considérées non pas comme formant un groupe absolument distinct, mais comme des néoformations conjonctives plus ou moins embryonnaires, se développant dans le sens vasculaire, des *sarcomes angioplastiques* comme ils proposent de les nommer.

Si le développement des myéloplaxes est plus avancé, ces tumeurs prendront certains caractères des angiomes.

5° Les myéloplaxes ont été décrits sous le nom de cellules mères et de cellules géantes, et confondus ainsi avec d'autres éléments qui se rencontrent dans les tissus dans les conditions les plus diverses. »

Telles sont les conclusions tirées par MM. Malassez et Monod de leurs observations.

CHAPITRE III

Distribution et caractères cliniques des myélomes.

Tel que nous l'avons défini, le genre myélome comprend un certain nombre de tumeurs présentant des caractères cliniques assez dissemblables.

I. — Nous y trouvons d'abord une bonne partie (à peu près la moitié) des épulies ou tumeurs des gencives, les autres épulies étant pour nous de nature purement fibreuse ou myxomateuse.

II. — Quelques tumeurs développées dans les os longs et confondues avec le sarcome des os désignés en général sous le nom très mal choisi d'ostéo-sarcome.

III. — Une série de petites tumeurs développées dans le voisinage des tendons, à la face palmaire, paraissant pour la plupart avoir pris naissance dans les gaines tendineuses.

Il existe trois grandes formes de sarcomes où les myéloplaxes sont assez abondantes pour imposer leur nom dans la désignation de la tumeur :

1° Les sarcomes nés dans les mailles de l'os, c'est-à-dire dans la moelle osseuse, c'est le type si bien étudié pour les maxillaires par Eug. Nélaton.

2° Les sarcomes qui naissent du périoste, dans lequel, en

dehors de la période fœtale, la présence des myéloplaxes est rare. Type : les épulies.

3° Les sarcomes qui prennent naissance dans un tissu fibreux ou tendineux, sans connexion apparente avec le système osseux et ses organes d'hématopoièse.

C'est de ces dernières tumeurs que nous nous occuperons, mais auparavant nous rapporterons quelques observations d'épulies qui se rattachent intimement, quoique d'une façon en apparence indirecte, au sujet que nous traitons.

Une description générale de ces tumeurs étant impossible nous allons résumer brièvement les caractères cliniques de chacune des espèces que nous venons d'énumérer.

A. — Épulies.

Description. — Les épulies (ou épulis) sont des tumeurs situées sur les gencives, au-dessus desquelles elles forment une saillie variable, et implantées dans l'alvéole même des dents.

Ces tumeurs généralement petites, dépassant rarement le volume du pouce au moment où le malade réclame l'intervention chirurgicale, sont en rapport intime par leur implantation avec l'alvéole lui-même, ce qui explique pourquoi elles récidivent lorsque l'on s'est borné à sectionner leur pédicule. Ce pédicule, de volume médiocre, supporte un ou plusieurs lobes qui font saillie en avant ou en arrière de la ligne d'implantation des dents sous forme de gros bourgeons charnus recouverts par une muqueuse d'apparence normale, sauf dans le cas de tumeurs très volumineuses.

Lorsqu'on incise ces tumeurs, on constate que leur tissu est ferme, un peu moins dur cependant que celui du fibrome, et que la surface de section est rougeâtre ou légèrement jaune d'ocre. Si l'on examine des coupes de ces tumeurs, on voit qu'elles sont revêtues d'une muqueuse absolument saine ou tout au plus légèrement irritée. Ce n'est que dans le cas de tumeurs volumineuses et par suite d'irritations mécaniques prolongées (frottements contre les parties voisines, les dents, les substances alimentaires) que l'on trouve des exulcérations ou des ulcérations, mais celles-ci ne révèlent aucun caractère spécial.

Au-dessous de la muqueuse, on trouve une couche fibreuse assez dense, sillonnée de nombreux vaisseaux à parois généralement bien développées et ne rappelant en rien l'aspect des vaisseaux sarcomateux. Enfin on arrive à la partie centrale du néoplasme, où l'on trouve les éléments spéciaux qui le caractérisent.

Ces éléments sont : des cellules, une trame et des vaisseaux.

1° Cellules. — Les cellules des épulies de nature myélomateuse sont de formes et de grandeur variables ; c'est ainsi qu'on rencontre des cellules fusiformes, des cellules étoilées et enfin des cellules multinucléées ou myéloplaxes.

Les cellules fusiformes sont de grandeur moyenne et rappellent assez bien, on ne peut en disconvenir, les cellules du sarcome dit fuso-cellulaire.

Les cellules étoilées, également de moyenne grandeur

(de 10 à 15 μ), présentent un certain nombre de prolongements plus ou moins longs, souvent on n'en trouve que trois, alors la cellule est pyramidale. La proportion du protoplasme par rapport au noyau est en général beaucoup plus considérable que dans le sarcome. Lorsque les prolongements ne sont pas très longs, les cellules arrivent à être polyédriques et presque comparables comme forme à celles de certains épithéliums.

Enfin les myéloplaxes, qui doivent surtout attirer notre attention, sont de formes et de volumes assez variables. C'est probablement dans le protoplasme de ces cellules que se trouve la matière colorante jaune et rougeâtre qui donne au néoplasme la nuance signalée plus haut. Au milieu du protoplasma de ces cellules se trouvent des noyaux en nombre très considérable, tantôt disposés assez régulièrement au sein de la masse protoplasmique, tantôt refoulés vers une des extrémités de la cellule, alors que les autres parties en sont à peu près dépourvues.

Assez fréquemment le protoplasma est creusé de vacuoles (année 1879, prép. n°s 28 et 148) (1). Ces vacuoles peuvent apparaître claires — c'est alors qu'elles sont remplies d'un liquide séreux — ou remplies de globules sanguins. Cette dernière constatation (année 1879, pièce n° 28) vient corroborer l'opinion de MM. Malassez et Monod qui font des myéloplaxes des cellules angioplastiques.

(1) Ces chiffres indiquent les numéros des tumeurs de la collection du laboratoire d'histologie de l'École de médecine de Nantes, dans lesquelles nous avons constaté les dispositions que nous décrivons.

On ne saurait, en effet, méconnaître que la coloration de ces cellules fait penser à la présence de l'hémoglobine en voie de formation dans leur intérieur. Disons toutefois que nous avons cherché, à diverses reprises, à reconnaître si les myéloplaxes étaient disposées les unes auprès des autres de manière à se résoudre facilement en un réseau capillaire, mais sans pouvoir arriver, à cet égard, à des constatations bien précises.

Il est bon d'ajouter que presque toutes les tumeurs que nous avons étudiées avaient subi une immersion de plusieurs heures dans l'acool à 90 degrés; nous avons vu, en résumant le travail de MM. Malassez et Monod, que c'est par le raclage à l'état frais et après une immersion dans l'alcool à 35 degrés pendant 24 heures que ces savants avaient découvert les rapports si intéressants qu'ils signalent entre les myéloplaxes et les capillaires, mais qu'après immersion dans l'alcool à 90 degrés ces rapports changeaient et même disparaissaient presque complètement, ainsi que l'aspect réticulé des prolongements protoplasmiques. Il ne faut donc pas s'étonner si nous n'avons pu arriver à de meilleurs résultats dans les conditions défavorables où nous nous trouvions.

Dans un cas (année 1879, pièce n° 148) nous avons vu deux plaques protoplasmiques à plusieus noyaux réunies par une sorte de col protoplasmique très grêle et contenant des noyaux.

Le nombre des myéloplaxes varie dans d'assez larges proportions suivant les tumeurs examinées.

Indépendamment des éléments cellulaires que nous venons de décrire, on peut observer de petits amas d'éléments embryonnaires, mais il est difficile de dire si ces éléments sont le fruit du développement normal de la tumeur ou si leur présence n'est pas plutôt due à une irritation accessoire.

2° Trame. — La trame, dans la partie moyenne que nous étudions, est assez peu développée et l'on comprend bien comment certains auteurs ont pu se croire en présence de tissu sarcomateux. Cependant on rencontre toujours des tractus fibreux beaucoup plus développés que dans la trame des véritables sarcomes.

3° Vaisseaux. — Parmi les vaisseaux que l'on trouve dans cette partie de la tumeur, certains sont encore très jeunes et véritablement embryonnaires, tandis que d'autres présentent des parois suffisamment développées pour éloigner l'idée du sarcome.

Le pédicule, fibreux, assez dense, naît, comme nous l'avons dit, dans la profondeur de l'alvéole et provient peut-être des ligaments alvéolo-dentaires. Il n'est pas rare de trouver dans ce pédicule de petits noyaux osseux, ce qui confirmerait l'origine périostique du néoplasme.

Marche, durée, terminaison. — La marche des épulies est généralement assez lente ; ce n'est parfois qu'après plusieurs années que les malades viennent réclamer le secours du chirurgien pour les débarrasser d'une tumeur dont le volume ne dépasse guère le volume d'un gros haricot. Abandonné à lui-même, le néoplasme est susceptible cependant d'atteindre un volume bien plus considérable et de léser les parties avoisinantes. C'est là ce que Virchow appelle la *malignité locale* des épulies. Cette malignité, hâtons-nous de le dire, est toujours limitée à des désordres locaux et l'on ne connaît aucun cas de généralisation de ce genre de tumeur.

En raison de la gêne que les épulies apportent à l'alimentation et à la parole, il est rare que les malades ne réclament pas d'assez bonne heure les secours de l'art.

Lorsque la tumeur est enlevée avec la partie de l'alvéole sur laquelle elle prend son implantation, elle ne récidive jamais. Si l'on se borne, au contraire, à la section de son pédicule, elle récidive rapidement. On peut donc dire que la durée habituelle des épulies varie de plusieurs mois à quelques années et que la guérison définitive est la règle.

Si cependant le néoplasme était livré à lui-même, il durerait nombre d'années et, par son volume et les complications dont il serait la source, il pourrait occasionner des accidents sérieux.

En dehors des épulies proprement dites, c'est-à-dire des myélomes développés sur les gencives, on peut rencontrer des myélomes des maxillaires, développés dans l'intérieur de ces os, aussi bien de l'inférieur que du supérieur. L'observation 1 de la thèse d'Eug. Nélaton et la planche souvent reproduite qui l'accompagne en sont un remarquable spécimen.

Au point de vue histologique, ces tumeurs ne semblent point différer des épulies ; au point de vue clinique elles ne sont plus graves que parce que leur ablation nécessite une opération plus compliquée.

Nous allons maintenant donner le catalogue des observations des épulies à myéloplaxes conservées dans la collection du laboratoire d'histologie de l'École de médecine de Nantes.

Observation I. — Enfant de 8 à 10 ans. Épulie grosse comme une petite noisette. Une première ablation incomplète a été faite il y a quelque temps. Le tissu de la tumeur est blanc rougeâtre, homogène, facile à couper. Au microscope : abondance de myéloplaxes. Le reste du tissu est sarcomateux avec tendance à l'état fibreux. A la périphérie de la tumeur, les myéloplaxes sont moins nombreuses, mais on voit beaucoup de vaisseaux flexueux et larges, de structure encore très simple, ce qui serait un témoignage indirect en faveur de l'opinion d'après laquelle les myéloplaxes seraient des cellules angioplastiques déviées du type normal. (Année 1878, pièce n° 15.)

Observation II. — Épulie grosse comme un petit pois. Récidive. Tissu de couleur rouge prononcée. Sur les coupes, on voit une quantité d'énormes myéloplaxes avec de très nombreux noyaux. Autour d'elles se voit un tissu de sarcome fuso-cellulaire bien développé. (Année 1878, pièce n° 86.)

Observation III. — Femme de 30 ans environ. Au microscope on voit que les cellules de la tumeur sont uniformes. Très nombreuses myéloplaxes, grandes, creusées de vacuoles dont quelques-unes sont occupées par de nombreux globules sanguins. En outre, ces myéloplaxes sont plus ou moins ramifiées. Tout cela est en faveur de l'idée angioplastique. Dans d'autres parties, la tumeur est de nature franchement fibreuse. (Année 1879, pièce n° 28.)

Observation IV. — Épulie ayant le volume et un peu la forme d'une amande. Le tissu est rougeâtre, assez ferme, avec des tractus qui rayonnent du point d'implantation vers la périphérie de la tumeur. Au microscope, après dissociation dans l'alcool au tiers, on y aperçoit des cellules de deux sortes : les unes, qui sont les plus nombreuses, sont d'assez faible volume et ne contiennent qu'un seul noyau avec un ou plusieurs nucléoles ; ces noyaux ont environ 6 μ de largeur sur 9 μ de longueur, mais ils sont assez variables. Les prolongements des cellules sont extrêmement longs. Le protoplasma qui les entoure est pâle, grisâtre et de forme très variable, de sorte que l'on trouve des cellules fusiformes, des cellules étoilées ayant jusqu'à six ou sept prolongements longs et grêles, et enfin des cellules presque arrondies ou aplaties. Outre ces éléments, on voit de très nombreuses myéloplaxes, variant beaucoup de volume, depuis les dimensions des plus grandes cellules multinucléées jusqu'à des dimensions colossales.

Leur protoplasma, comme leurs noyaux, ne diffèrent que peu de ceux des autres cellules. Le protoplasma est brun est très granuleux, tandis qu'il est presque transparent dans les petites cellules. Les noyaux, outre leur nombre considérable, se distinguent par des bords plus nets et par un nucléole très réfringent. Certaines myéloplaxes présentent des prolongements multiples, ressemblant à des prolongements amiboïdes. Un d'entre eux se présente comme divisé en deux cellules étoilées énormes, réunies par un prolongement. Enfin on rencontre, tant dans les petites cellules que dans les myéloplaxes, des vacuoles creusées dans le protoplasma cellulaire. La présence de ces vacuoles serait en faveur de la théorie qui considère les myéloplaxes comme des cellules vaso-formatives déviées de leur type. Nous devons néanmoins ajouter qu'il n'a été possible nulle part de constater aucun rapport entre les myéloplaxes et les vaisseaux préexistants. (Année 1879, pièce n° 148.)

Observation V. — Épulie de la grosseur d'une amande. Sur la coupe elle est blanche par places, rougeâtre en d'autres points ; le scalpel y rencontre des parties osseuses. L'examen histologique montre un tissu extrêmement riche en myéloplaxes : on on voit plus d'une quarantaine dans le champ du microscope avec l'objectif 6 oc. 1 de Vérick.

Les cellules interposées entre les myéloplaxes sont fusiformes, étoilées, piriformes, en un mot très variables ; elles ont un noyau assez volumineux et un nucléole très apparent. Dans certaines parties de la tumeur, surtout vers sa surface, on trouve une couche de faisceaux conjonctifs adultes, formant l'enveloppe ou le soutien du tissu propre du néoplasme. Fréquemment les myéloplaxes offrent des vacuoles, mais celles-ci ne contiennent pas de globules sanguins. Les vaisseaux, assez rares d'ailleurs, ne semblent nulle part être en rapport avec les myéloplaxes. (Année 1880, pièce n° 67.)

Observation VI. — Épulie enlevée à une jeune fille de 20 ans. Siège : branche droite du maxillaire inférieur. Myéloplaxes nombreuses et de formes très variables. Les petites cellules sont fusiformes ou étoilées, et contiennent toujours une assez grande quantité de protoplasma. Elles sont soutenues par un stroma fibrillaire peu abondant. Quelques-unes des myéloplaxes sont étranglées en un point et présentent alors deux masses réunies par un col protoplasmique. Leurs noyaux sont en général réunis en amas, soit au centre, soit à une des extrémités de la cellule, de sorte qu'il reste toujours une assez grande quantité de protoplasma granuleux dépourvu de noyaux. Ce protoplasma présente parfois des vacuoles.

Nous n'avons pu, dans aucune des préparations de cette tumeur, observer de myéloplaxes se creusant pour former des vaisseaux ; nous n'avons pas vu non plus de globules sanguins dans les vacuoles (1).

Dans certains points on rencontre des lamelles osseuses. (Année 1881, pièce n° 113.)

Observation VII. — Épulie enlevée à une petite fille de 10 ans ;

(1) Au contraire, dans une épulie à myéloplaxes (1879, pièce n° 28), nous avons vu une myéloplaxe creusée d'une grande vacuole remplie de globules sanguins.

elle est assez volumineuse et attient encore au fragment du maxillaire où elle était implantée. Son tissu est dur, dense, rougeâtre par places, blanchâtre en d'autres endroits.

Au microscope, on voit que la tumeur est recouverte par une couche épithéliale épaisse, constituée par un épiderme à cellules aplaties, une petite couche de cellules à granulation d'éléidine et enfin un corps muqueux de Malpighi à cellules larges et très fortement dentées, envoyant des digitations entre les papilles du derme muqueux. Au-dessous de l'épithélium on trouve le derme représenté par de gros faisceaux de tissu connectif dans l'écartement desquels sont, dispersées çà et là, quelques cellules rondes, embryonnaires. Cette couche est assez riche en capillaires sanguins; on y voit aussi quelques lacunes lymphatiques. Plus profondément, on tombe sur le tissu propre de la tumeur; ce tissu se présente d'abord sous forme de faisceaux des cellules fusiformes écartant le tissu connectif qui bientôt finit par disparaître à peu près complètement. On ne trouve plus alors que ces cellules sarcomateuses, de forme variable, la plupart allongées et de très nombreuses myéloplaxes. Celles-ci varient beaucoup dans leur volume; elles contiennent beaucoup de noyaux disséminés ou groupés, au centre ou aux extrémités de la cellule, mais jamais disposés en couronne, comme dans les cellules géantes du tubercule. Certains de ces noyaux semblent vésiculeux : les uns sont très gros, les autres fort petits. Souvent ils apparaissent entourés d'un cercle clair.

Le protoplasma est extrêmement granuleux, tout aussi granuleux que celui des cellules géantes du tubercule, et, dans certaines cellules, on peut voir à l'aide d'un fort grossissement, de petits corps allongés qu'on serait tenté de comparer à des bacilles.

Nous n'avons pu distinguer de rapport bien net entre les cellules géantes et les vaisseaux. D'ailleurs il ne paraît pas exister de vaisseaux nouveaux dans le néoplasme. A sa périphérie seulement, on trouve quelques vaisseaux importants et quelques artérioles. Dans les parties complètement dégénérées, on ne voit que quelques capillaires à cellules très gonflées et, dans leur voisinage, de petits amas jaunes, granuleux, réfringents, qui doivent provenir de globules sanguins échappés des vaisseaux et en voie d'être absorbés par les cellules du tissu au milieu duquel ils se trouvent.

Le point à signaler dans cette observation, c'est l'état extrêmement granuleux du protoplasma dans les myéloplaxes et peut-être la présence d'éléments particuliers au milieu de ce protoplasma. (Année 1882, pièce n° 51.)

Observation VIII. — Épulie attenant à la gencive et à un morceau du maxillaire inférieur gauche, entre la deuxième incisive et la canine. Le sujet est un homme âgé de 39 ans.

Sur des coupes colorées au carmin, on voit qu'il s'agit d'un sarcome à myéloplaxes, ce que l'on prévoyait en se fondant sur la couleur jaune rougeâtre du tissu. Les myéloplaxes, très abondantes présentent souvent un ou plusieurs noyaux vésiculeux. Les parties constituées par le tissu sarcomateux sont entourées de bandes fibreuses assez denses, fortement colorées par le picrocarmin. (Année 1883, pièce n° 172.)

Observation IX. — Tumeur du maxillaire inférieur enlevée à une femme de 38 ans. Par son accroissement progressif, cette tumeur gênait les mouvements du maxillaire ; elle était située près de la première grosse molaire. L'examen histologique d'un lobe de cette tumeur montre qu'il s'agit d'un sarcome myéloïde. Les myéloplaxes, de volume variable, y sont extrêmement nombreuses; le reste du tissu est constitué par des amas de cellules rondes ou fusiformes ; ces amas sont séparés les uns des autres par de larges bandes de tissu fibreux adulte, bien coloré par le carmin. En quelques points on trouve des lamelles osseuses avec des ostéoplastes larges et rapprochés. (Année 1884, pièce n° 72.)

Observation X. — Dans l'étude de cette épulie, l'examen histologique montre que la tumeur contient des parties molles et des aiguilles osseuses. Les parties molles sont constituées par des cellules fusiformes assez volumineuses au milieu desquelles existent de nombreuses myéloplaxes. La partie osseuse de la tumeur est très spongieuse : les cavités qui séparent les lamelles osseuses sont remplies par un tissu à éléments fuso-cellulaires et contenant des vaisseaux assez volumineux. Entre la partie sarcomateuse de la tumeur et l'épithélium gingival se voient des tissus fibreux très denses, très nombreux et formant plusieurs couches entre lesquelles courent des vaisseaux à endothélium gonflé. (Année 1884, pièce n° 102.)

Observation XI. — Épulie du maxillaire supérieur, siégeant au niveau des incisives chez un homme de 75 ans. Début dix mois. L'examen histologique montre qu'il s'agit d'une épulie myéloplaxique contenant à sa périphérie une zone fibreuse, puis un tissu sarcomateux à cellules fusiformes dans lequel sont contenus de nombreuses myéloplaxes. (Année 1885, pièce n° 103.)

Observation XII. — Épulie du maxillaire supérieur gauche. Femme de 33 ans ; début apparent quatre mois. La tumeur avait rapidement atteint le volume d'une noix, surmontant les petites molaires et la canine gauches. La consistance du néoplasme est un peu ferme. L'examen histologique montre qu'il s'agit d'une tumeur à myéloplaxes. Ces dernières sont nombreuses, disséminées parmi des cellules fusiformes mêlées de quelques cellules arrondies. La tumeur contient, en outre, une notable proportion de tissu fibreux. Les nerfs y sont également nombreux et volumineux. (Année 1888, pièce n° 15.)

Observation XIII. — Épulie de la mâchoire supérieure, enlevée à une jeune fille de 24 ans. Son volume est celui d'une petite amande, sa surface est lisse; elle s'implantait sur la gencive par un pédicule nettement formé, large. La consistance de la tumeur est ferme : à la coupe, on sent des parties dures, osseuses, siégeant dans les parties profondes du néoplasme, non loin de son point d'implantation. Des coupes pratiquées dans ce tissu, préalablement décalcifié avec l'acide picrique, montrent en effet qu'il existe de nombreux points osseux entre lesquels se trouvent des amas cellulaires caractérisés surtout par des éléments fusiformes et par de nombreuses myéloplaxes, disséminées çà et là au milieu des éléments fusiformes. En somme, il s'agit d'une épulie à myéloplaxes typique. (Année 1888, pièce n° 59.)

Observation XIV. — Épulie du maxillaire inférieur droit, siégeant au niveau des grosses molaires chez une femme de 32 ans. Début : 8 mois. Excisée une première fois par un médecin de campagne, elle récidiva un mois après. M. le professeur A. Heurtaux fit avec la gouge une large ablation de toute la surface d'implantation, puis un grattage à la curette du fond des alvéoles ouverts. Pour arriver directement sur la tumeur, il avait fallu fendre la commissure labiale correspondante.

Au microscope, on voit que le tissu de la tumeur présente tous les éléments du sarcome. Les cellules fusiformes sont nombreuses; on voit aussi une grande quantité de myéloplaxes. Malgré des recherches attentives et multipliées, nous n'avons pas pu trouver aucune connexion entre ces derniers éléments et le système vasculaire de la tumeur, lequel, d'ailleurs, est peu développé. (Année 1888, pièce 105.)

Observation XV. — Épulie de la mâchoire supérieure, enlevée à une femme de 60 ans. La tumeur a la forme et le volume d'une noix aplatie et présente une coloration d'un rouge foncé; elle est implantée sur l'os par un large pédicule. A la coupe, on trouve des portions osseuses assez volumineuses, dont quelques-unes sont indépendantes du maxillaire. L'examen histologique fait voir un tissu exclusivement formé par des éléments cellulaires. Ceux-ci présentent en grande majorité l'aspect fusiforme; dans quelques points, les cellules, plus jeunes, forment des amas embryonnaires. On trouve, en outre, une grande quantité de myéloplaxes caractéristiques, de grandes dimensions et pourvues d'assez nombreux noyaux. Un seul de ces éléments, profondément échancré, nous a paru contenir des globules sanguins. Nulle part nous n'avons observé de rapports entre les néoplaxes et le système vasculaire de la tumeur, d'ailleurs peu riche en vaisseaux. (Année 1889, pièce n° 167.)

Observation XVI. — Épulie du maxillaire supérieur, enlevée à une femme de 60 ans. L'examen histologique permet de constater la périphérie de la tumeur, on voit une couche vasculaire très considérable.

Parmi les myéloplaxes, quelques-unes présentent des vacuoles ; il semble exister par places un rapport de voisinage entre ces myéloplaxes et les capillaires. Vers le point d'implantation de la tumeur on trouve des îlots osseux, à très larges ostéoplaxes, séparés par de la moelle riche en cellules embryonnaires. On ne peut préciser si ces îlots osseux sont de formation nouvelle ou ne sont, au contraire, que des vestiges du point d'implantation. A la périphérie de la tumeur on rencontre une couche épidermique altérée et remplacée en certains points par une sorte d'enduit dont nous ne saurions dire s'il est constitué par de la fibrine ou par des débris de cellules épithéliales. (Année 1889, pièce n° 167.)

B. — Myélomes des gaines tendineuses.

Observation XVII. — Service de M. le professeur Tillaux. Recueillie par M. P. Launay, interne du service.

La nommée Sidonie M..., âgée de 25 ans, entre le 23 novembre 1893 dans le service de clinique chirurgicale de la Charité.

Antécédents héréditaires. — Sans importance.

Antécédents personnels. — La malade, mariée depuis cinq ans, n'a jamais eu ni enfant, ni fausse couche, et n'a jamais été malade.

Depuis l'âge de six, sept ou huit ans, elle ne peut préciser davantage, elle porte à l'annulaire gauche une tumeur dont le volume était d'abord celui d'un petit flageolet. Jusqu'à 14 ans, aucune douleur, aucune gêne, pas d'augmentation sensible de volume du doigt. La marche de la tumeur est facilement suivie, grâce aux bagues que portait la malade à ce doigt. A quatorze ans elle mettait facilement une bague ordinaire.

De 14 à 20 ans, légère augmentation de volume (sans aucune douleur) remarquée parce que, se mariant à cette époque, la malade éprouve quelque difficulté à passer son alliance à ce doigt.

A 22 ans, il lui devient impossible de la mettre.

Il y a quatre ans, inquiétée par l'augmentation de volume de la tumeur, *alors molle*, la malade va trouver un médecin qui, après quelques frictions d'onguent napolitain, croyant à un abcès, pratique deux incisions dans la tumeur. Rien ne sort que très peu de sang.

Depuis ce temps, augmentation très rapide du volume de la tumeur, toujours sans douleur ni gêne.

État actuel (novembre 1893). — On constate à l'annulaire gauche une tuméfaction occupant à la face palmaire la deuxième et le tiers supérieur de la troisième phalange, et débordant les parties latérales du doigt.

La forme générale est ovoïde à grosses extrémités supérieures. Le volume est celui d'une olive.

La peau ne présente pas de changement de coloration ; on voit encore les deux cicatrices d'incision à la partie moyenne.

La peau n'est adhérente en aucun point à la tumeur.

A la palpation, la masse semble bosselée et présente un lobe inférieur petit, un supérieur gros, entre lesquels un léger étranglement correspondant à l'articulation des deuxième et troisième phalanges.

La consistance varie dans les différents points. Le lobe inférieur est très dur.

Le lobe supérieur présente un noyau aussi dur, noyé dans une masse plus molle et rénitente.

M. le professeur Tillaux signale, près du noyau supérieur, une barre transversale dure, mobile avec la tumeur, terminée en pointe du côté du petit doigt et donnant la sensation d'un corps étranger.

Le doigt reposant libre sur le lit, la tumeur est mobile en tous sens sur les plans profonds. Si l'on fait contracter le fléchisseur en résistant à l'effort, la mobilité transversale devient un peu moindre, mais reste encore assez grande. Si l'on met le doigt en extension forcée, on peut déterminer facilement de légers mouvements dans le sens vertical.

La malade n'a jamais éprouvé aucune douleur ni aucune gêne.

Opération. — L'opération met à nu une tumeur dure, très lobulée, dont la consistance est analogue à celle du chondrome. Elle est assez aisément disséquée et enlevée en totalité. Sutures et réunion immédiates. Les suites opératoires furent des plus simples, et la malade guérit sans fièvre.

Examen direct. — La tumeur est formée d'un agrégat de lobes arrondis qui présentent une coloration jaunâtre. Incisée, elle se montre composée de faisceaux blancs, nacrés, très résistants, que parsèment une quantité de taches rougeâtres également dispersées et du volume d'une petite tête d'épingle noire. Ces points rouges firent penser tout d'abord à des lobules adipeux enchâssés dans du tissu fibreux, et le diagnostic parut être celui-ci : le point très ancien enflammé à la suite de l'intervention précédente, et en transformation fibromateuse.

Voici textuellement l'examen histologique de cette tumeur, par M. le Dr Pilliet :

« L'examen histologique pratiqué sur des coupes après vingt-quatre heures de durcissement dans l'alcool absolu, a montré qu'il s'agissait d'une tumeur à myéloplaxes et que les points rougeâtres qui la marbraient étaient des nids de cellules à noyaux multiples, à cytoplasma chargé d'hémoglobine.

« Il faut d'abord étudier la gangue fibreuse. Elle est très résistante et composée de cellules étoilées volumineuses, groupées par cinq ou six, anastomosées par leurs prolongements et relativement très abondantes. La trame des fibres conjonctives légèrement ondulées dessine des tourbillons larges autour des amas rouges. En un point de cette gangue, à la périphérie de la tumeur, on constate l'existence de faisceaux parallèles de tissu tendineux. Comme les gaines de la main présentent la même structure que le tendon qu'elles enferment, il est permis de penser que ces parties, très distinctes, sont des débris de la gaine sur laquelle la tumeur avait son pédicule.

« Les îlots circonscrits par ce tissu fibreux présentent presque tous à leur centre une plaque à noyaux multiples, fortement chargée d'hémoglobine et entourée de cellules irrégulières, volumineuses, contenant un petit nombre de noyaux, toutes contenant de l'hémoglobine dans leur plasma. Puis le lobule est complété à sa périphérie par une large collerette de cellules rondes, tassées, se transformant peu à peu en cellules fusiformes, puis en cellules étoilées, de plus en plus rares, écartées par des fibrilles conjonctives, jusqu'à ce que la périphérie du lobule présente une structure qui se confond avec celle du tissu fibreux d'enveloppe.

« On peut rencontrer des points dans lesquels le centre des lobules est cavitaire et contient un grand nombre d'éléments libres, arrondis, nucléés, fortement chargés d'hémoglobine à l'état granuleux. Les bords de ces cavités sont alors formés par des plaques cellulaires à noyaux multiples, et par des cellules plurinucléées d'un volume plus petit.

« Les phénomènes qu'on observe dans cette tumeur sont donc bien ceux que l'on rencontre dans la moelle des os et dans les sarcomes à angioblastes communs, tels que nous les connaissons d'après les descriptions de MM. Malassez et Monod (*Arch. Physiol.*, 1878).

« En résumé, nous avons affaire à un sarcome à myéloplaxes, présentant le double caractère d'une tumeur bénigne et de ne partir ni des os ni du périoste ».

Puis, après avoir résumé le travail de M. le professeur Heurtaux, de Nantes (1) et rappelé les caractères cliniques que ce savant chirurgien a donnés de ces tumeurs, M. le Dr Pilliet ajoute :

« On voit que l'identité de ces *myélomes* avec la tumeur que nous décrivons est complète. Il s'agit donc bien là d'une forme tout à fait distincte de tumeur des doigts. »

M. le Dr Pilliet se demande ensuite où il convient de

(1) On trouvera plus loin un extrait détaillé de cette remarquable étude.

classer cette tumeur par rapport aux autres sarcomes vasculaires et aux tumeurs à myéloplaxes en général.

Nous ne saurions mieux faire que de transcrire ici fidèlement la parole du jeune et savant histologiste (1) :

« Les sarcomes à petites cellules rondes, écrit-il, sont le plus souvent, on le sait, des tumeurs constituées par du tissu vasculaire à l'état embryonnaire, contenant surtout des néocapillaires et des pointes d'accroissement. Ils reproduisent le type du développement vasculaire et de l'hématopoïèse dans les tissus conjonctifs. Les tumeurs à myéloplaxes par la présence de leurs plaques à noyaux multiples, se rapprochent au contraire des processus d'hématopoïèse qui existent dans la moelle rouge des os ou moelle fœtale, car on retrouve dans cette moelle les mêmes éléments à l'état normal.

« Après les descriptions faites par Paget et Robin, Broca, dans son traité, Eug. Nélaton (1861) et Virchow en proposèrent des essais de classification. Ils divisent les tumeurs myéloïdes en

(1) Voici à ce sujet l'opinion de M. MALHERBE de Nantes : « Nous ferons, nous a-t-il dit, d'expresses réserves sur cette théorie qui tend à assimiler le sarcome à l'angiome embryonnaire. Nous n'ignorons pas que certains angiomes, lorsqu'ils sont vidés de leurs globules sanguins, ressemblent beaucoup à certains sarcomes fuso-cellulaires, et nous avons vu la confusion fréquemment commise par des débutants. Mais, au fond, nous persistons à considérer le sarcome comme une tumeur embryonnaire de substance conjonctive, tumeur susceptible de posséder des vaisseaux plus ou moins nombreux.

En réalité, ces vaisseaux sont le plus souvent mal développés et assez rares ; c'est pourquoi l'on observe si souvent dans le sarcome ces vastes masses nécrobiosées où pas un élément ne se colore. Nous nous élevons donc de toutes nos forces contre l'assimilation du sarcome avec l'angiome. Selon nous, cette assimilation conduit à une confusion regrettable que ni l'anatomie pathologique, ni la clinique chirurgicale ne justifient et qu'elles ont intérêt à ne pas voir s'établir. En effet, l'angiome malin n'existe pas, quoi qu'on en ait dit et les angiomes graves ne sont graves que par le volume ou la multiplicité des tumeurs. »

myélogènes et *périostiques*, en se basant surtout sur les tumeurs du maxillaire supérieur. L'origine osseuse est ici bien établie, mais Virchow signale, dans son *Traité des tumeurs*, une troisième formule — le sarcome pariétal — qui n'a plus de connexions avec les os et qui se développe aux dépens des aponévroses, au voisinage des articulations. Il en signale au pourtour du genou. M. Heurtaux en rapporte plusieurs cas retrouvés par lui dans la littérature médicale et développés aux dépens de l'aponévrose palmaire.

« Enfin la quatrième variété est celle de M. Heurtaux lui-même, — le sarcome qui n'est pas d'origine osseuse, ni même d'origine aponévrotique, mais qui se développe sur le tissu tendineux des gaines. Il est à remarquer que la tendance aux récidives de ces tumeurs est d'autant moins marquée que leur siège est plus éloigné de la moelle des os qui paraît être leur point de départ et le tissu normal auquel on doit les rapporter d'après la loi de Mueller. C'est ainsi que leur malignité marche en décroissant si l'on suit l'ordre du tableau suivant qui résume ce que nous venons de dire :

Sarc. à myéloplaxes..	Point de départ osseux..	Sarc. médul. Sarc. périostiques.
	Parostéaux...........	Sarc. aponévrotiques. Sarc. des gaines tendineuses. »

En terminant cette étude, M. le Dr Pilliet fait donc ressortir que ces sarcomes sont d'autant moins malins qu'ils ont pris leur point de départ dans un tissu plus éloigné de la moelle des os.

Cette manière de voir est diamétralement opposée avec la vieille théorie classique qui faisait considérer les tumeurs comme d'autant plus malignes qu'elles sont plus hétéroplasiques, — doctrine qui, d'ailleurs, n'a plus sa raison d'être aujourd'hui, puisque l'on sait qu'il n'existe point de tumeurs hétéroplasiques, dans le sens propre du mot.

Ce qui a fait jadis croire à l'existence de semblables tumeurs, c'est que l'on a pendant longtemps méconnu la loi de suppléance des tissus de substance conjonctive les uns envers les autres et que l'on a décrit comme tumeurs mixtes de véritables épithéliomes dont la trame conjonctive s'est partiellement transformée en cartilage (1).

Mais revenons à notre sujet ; comme on l'a vu au début de notre travail, nous séparerons complètement le myélome du genre sarcome. Et si l'on vient à nous montrer plus tard que quelques cas de myélomes ont récidivé ou se sont généralisés, nous ne verrions là que l'exception rare qui confirme la règle et non pas l'exception trop fréquente qui pourrait l'infirmer.

Nous conclurons donc que si certains myélomes pouvaient se comporter cliniquement comme des tumeurs malignes, ce serait là un fait rare, mais non pas sans analogie dans la pathologie et, revenant aux idées d'Eug. Nélaton et de Paget, nous persisterons à faire du genre myélome un genre spécial de tumeurs conjonctives (2).

(1) Voy. J. PÉROCHAUD. *Tum. mixt. des gl. salivaires.* Thèse Paris, 1885.

(2) On sait que cette opinion a été entièrement adoptée par M. le professeur Heurtaux.

Observation XVIII. — (Pilliet et Mauclaire, *Bull. Soc. anat.*, avril 1894).

Dans la séance du 27 avril 1894 de la Société anatomique de Paris, MM. A.-H. Pilliet et Mauclaire signalaient deux cas de ces tumeurs, trouvées à l'École pratique. Dans le premier cas, la tumeur siégeait au niveau du pouce : Malheureusement la pièce a été perdue.

Quant à la seconde, elle siégeait chez un homme, au niveau de la 2e phalange de l'annulaire droit ; elle était légèrement mamelonnée, parsemée de points jaunâtres beaucoup plus apparents sur une incision ; elle se disséquait facilement, n'adhérant guère qu'à la gaine du tendon du fléchisseur sur laquelle elle prenait une large implantation. Pas d'adhérence entre le néoplasme et le tendon lui-même. Notre figure 1 représente *in situ* cette tumeur, qui est conservée au Musée Dupuytren.

Nous reproduisons textuellement l'examen histologique par M. le Dr A.-H. Pilliet :

« La tumeur est blanche et dure, d'aspect fibreux, parsemée de points d'un jaune rougeâtre. Sur les coupes, elle se montre constituée par un tissu fibreux dont les nappes sont disposées en tourbillons. Le centre de chacun de ces tourbillons contient un capillaire dilaté (1) et dont la lumière est remplie par une cellule

(1) Voici à ce propos l'opinion de M. Malherbe, de Nantes.

Cette interprétation, nous a-t-il dit, nous semble difficile à accepter. Nous avons trouvé en effet fréquemment des myéloplaxes contenues dans des cavités lacunaires, mais jamais ces lacunes n'étaient tapissées d'un endothélium net, et pour nous il s'agit de fissures résultant de la rétraction du protoplasma (voy. fig. 22).

géante, à noyaux multiples et tassés les uns sur les autres. Par places, les myéloplaxes sont groupés en îlots qui constituent les

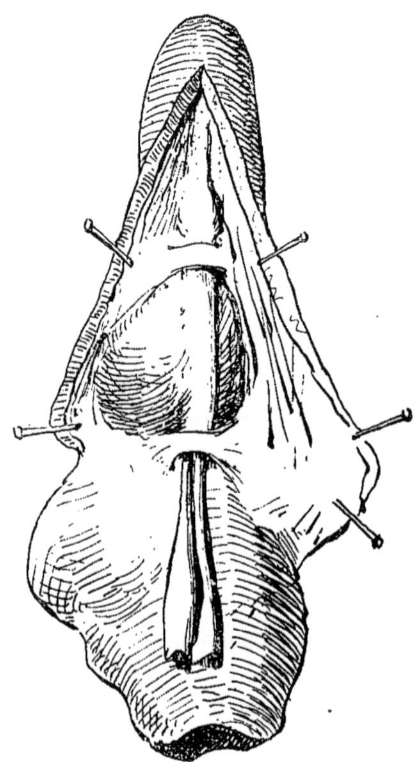

FIG. 1. — *Tumeur à myéloplaxes de la gaine des fléchisseurs de l'index* (Myélome de HEURTAUX), présentée le 27 avril 1894 à la Société anatomique de Paris par MM. PILLIET et MAUCLAIRE.
La tumeur est conservée au musée Dupuytren.
Aspect de la tumeur *in situ*.

points rouges visibles à l'œil nu. La tumeur est adhérente à la gaine.

« C'est donc un type de la tumeur myéloïde des fléchisseurs, le myélome de M. Heurtaux, et ce cas est remarquable par la distribution de ses myéloplaxes qui sont tous très nettement intra-vasculaires.

« Il est utile d'ajouter que la périphérie de la tumeur, au contact de la gaine, est composée du même tissu fibreux que la gaine même, ce qui est la règle dans ce cas.

« D'autre part, sur les coupes traitées par l'éosine, les myéloplaxes prennent une teinte rouge orange et une réfringence particulière indiquant une proportion considérable d'hémoglobine dans le cytoplasma de ces myéloplaxes ; ce qui est tout à fait en rapport avec ce que MM. Malassez et Monod ont dit de l'origine des sarcomes à myéloplaxes aux dépens des tissus hématopoïétiques et, par conséquent, de l'origine de certains sarcomes aux dépens du tissu vasculaire. »

D'après tout ce qui précède, la structure et l'évolution de la tumeur de MM. Pilliet et Mauclaire confirme ce que nous avons dit de la bénignité de ces néoplasmes que l'on ne doit pas, à notre avis, continuer à ranger parmi les tumeurs malignes de la série conjonctive, bien qu'elles contiennent les mêmes éléments constituants.

Si l'on consulte les auteurs classiques sur le siège des myélomes, on y rencontre cette assertion qu'ils siègent toujours dans les os ; Cornil et Ranvier eux-mêmes ont admis cette opinion. Or ce siège, pour être sans contredit le plus fréquent, n'est cependant pas exclusif comme on le croyait jusqu'à ces derniers temps.

La première publication faisant connaître d'une manière précise le myélome des gaines tendineuses est due à M. le professeur A. Heurtaux, de Nantes (1). Dans ce travail remar-

(1) A. Heurtaux. Myélomes des gaines tendineuses. *Archives générales de médecine*. Série 7, p. 271 ; 1891.

quable à tous égards, le savant chirurgien rapporte trois observations personnelles de myélomes des gaines tendineuses de la main, myélomes dont la structure histologique a été étudiée par M. le professeur A. Malherbe, de Nantes.

M. Heurtaux cite une quatrième observation personnelle de myélome probable, mais pas absolument certaine, la tumeur n'ayant pu être examinée.

Enfin il rapporte un cas observé par Czerny (1) et divers autres qu'il n'a pas fait entrer en ligne de compte, soit qu'il les ait trouvés discutables, soit parce qu'il n'était pas suffisamment établi que ces tumeurs se fussent réellement développées dans des gaines tendineuses.

Le travail de M. Heurtaux établit une date dans l'histoire des myélomes : c'est la première fois qu'ait paru un travail d'ensemble sur ce groupe de tumeurs envisagées sous leur véritable jour.

M. Heurtaux considérant l'évolution clinique de ces tumeurs, fait ressortir leur absolue bénignité qui les différencie à ce point de vue des sarcomes malins et a accepté pour les désigner le nom de *myélome*, déjà proposé dans les Bulletins de la Société anatomique de Nantes (2).

Voici d'ailleurs, un peu résumées, les observations recueillies par M. Heurtaux :

(1) Czerny. Beiträge für Geschwülstlehre. *Archiv. für klinische Chirurgie*, t. X, p. 904 ; 1869.

(2) Eug. Nélaton (*loc. cit.*, p. 233 et 234) avait déjà proposé le nom de *myéloplaxome*, mais il avait reculé problablement devant le manque d'euphonie de ce terme. Le nom de myélome nous semble au contraire réunir toutes les qualités de brièveté, de précision et d'euphonie désirables.

Observation XIX (Broca). — Tumeur de la grosseur d'une noisette, développée dans le 3e espace interosseux de la main droite. Jeune fille de 20 ans ; début 2 ans 1/2. La tumeur était située sous les tendons, qu'elle soulevait : elle était peu mobile, mais pourtant indépendante. Énucléation facile.

La plaie se cicatrisa immédiatement.

La surface de la tumeur est bosselée et présente de petites tumeurs surajoutées ; l'intérieur est gris, marbré de jaune. A l'examen histologique, M. Broca a trouvé qu'elle ne renfermait que des myéloplaxes (1).

Observation XX (Czerny). — Czerny a observé, en 1869, une tumeur développée dans la gaine des fléchisseurs de l'annulaire. Examinée au microscope, on voit que la majeure partie de ce néoplasme est constituée par du tissu fibreux avec substance intercellulaire dans laquelle on trouve un certain nombre de myéloplaxes. De même que dans l'épulie sarcomateuse, on trouve un abondant dépôt de granulations d'un pigment jaune brunâtre (2).

Cette tumeur constitue le seul exemple de myélomes des gaines synoviales que M. Heurtaux ait pu trouver dans la littérature médicale.

Observation XXI (M. Heurtaux). — Homme de 32 ans, entré au commencement de mars 1884 à l'Hôtel-Dieu, de Nantes. Antécédents nuls. Ce malade porte, au niveau de la deuxième phalange de l'index de la main droite, une tumeur du volume d'une grosse amande. Début, 10 ans. La tumeur est nettement limitée, la peau qui la recouvre est saine et mobile ; consistance molle, presque fluctuante. Ponction exploratrice ; rien ne sort. La tumeur semble

(1) Broca. *Bull. Soc. chir.*, 2e série, t. I, p. 342 (1860).
(2) Czerny. *Arch. de Langenbeck*, Bd. 9, p. 904.

immobile sur les couches profondes. Jamais le malade n'a souffert ; les mouvements du doigt sont faibles, presque aussi étendus qu'à l'état normal. Opération le 8 mars 1884. Par une dissection soigneuse, on constate que la tumeur a pris naissance aux dépens de la gaine des fléchisseurs, vers son côté externe. A son niveau, la gaine est complètement détruite, et les tendons sont dénudés. Sutures ; cicatrisation au bout de peu de jours. La tumeur, de consistance très molle, est formée d'un groupe de petits lobes. Sur la coupe, on voit quelques parties d'un jaune rougeâtre et d'un rouge foncé, d'autres opaques, jaune clair.

Examen histologique (par M. le professeur Malherbe). —

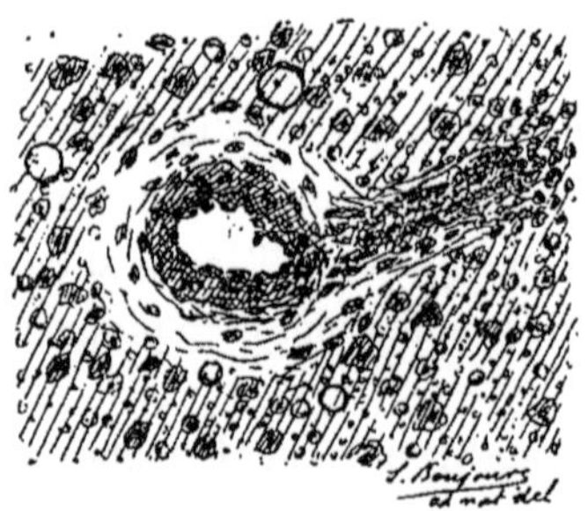

Fig. 2. — *Myélome de l'index de la main droite.*

Point montrant un vaisseau très sclérosé et la dégénérescence graisseuse du tissu néoplasique.

Les coupes, examinées au microscope, montrent, au premier abord, un tissu grisâtre, opaque, plein de gouttelettes de graisse et de graisse cristallisée en houppes ou en aiguilles. Au milieu de cette matière grisâtre se voient d'assez nombreux noyaux, petits, mais se colorant bien en rouge par le carmin. Lorsqu'on s'éloigne des parties ainsi dégénérées, on arrive sur des fibres connectives bien reconnaissables, et l'on voit la transformation de ces fibres en tissu embryonnaire. Les cellules se multiplient, se gonflent, forment des séries à peu près parallèles ; en même temps, les fibres disparaissent. A ce moment, on trouve de longues traînées de cellules qui contiennent des myéloplaxes assez petites, mais bien nettes par places. Sur des coupes traitées par l'éther, pour les priver de graisse, on peut voir un réseau cellulaire étoilé, assez analogue à celui que l'on observe dans le fibrome, ou bien des cellules fusiformes séparées par une substance grenue, reste des matières grasses dissoutes par l'éther. Parfois, on peut s'assurer que cette substance est contenue dans des cellules analogues à des cellules adipeuses, dont le noyau est à la périphérie ; ailleurs, elle paraît extracellulaire. Les vaisseaux, assez nombreux *ont une paroi extrêmement épaisse*, et ressemblent bien plus à des vaisseaux de fibrome qu'à des vaisseaux de sarcome. (Année 1884, pièce n° 42, Coll. Lab. Hist. Ec. méd. Nantes.)

M. Heurtaux a revu son opéré en mai 1890, six ans après l'opération. Il n'y avait aucune trace de récidive, et les fonctions du doigt étaient parfaites.

Observation XXII (M. Heurtaux). — Jeune homme, 26 ans, étudiant en médecine. Au niveau de l'articulation métacarpo-phalangienne de l'annulaire droit, il porte une tumeur ayant débuté il y a cinq ou six ans. La tumeur a pris de l'extension du côté de la main et des deux côtés de la base de l'annulaire. La peau qui la recouvre est intacte et libre, mais le néoplasme adhère évidemment aux couches profondes. La consistance est moyenne. Pas de douleur, mais légère gêne dans les mouvements du doigt. La tumeur s'accroît sensiblement.

Opération, le 9 août 1884. — Bande d'Esmarch, incision en Y et dissection très soigneuse. On voit alors que la tumeur a pris naissance dans la gaine des fléchisseurs, qu'elle a détruite, et qu'elle enveloppe complètement les tendons. Un prolongement s'insinue entre les tendons et la phalange ; deux autres s'étendent aux deux côtés du doigt jusqu'au voisinage de sa face dorsale. Sutures immédiates ; guérison sans incident.

La surface de la tumeur est lobulée ; sa coupe montre un tissu mou, filamenteux, non friable, jaunâtre avec quelques points rougeâtres.

Examen histologique (par M. A. Malherbe). — On observe de gros faisceaux fibreux, fortement colorés par le carmin et entrecroisés en divers sens. Dans les espaces, de dimensions variables, que laissent entre eux ces faisceaux, on aperçoit des cellules arrondies, de volume variable, et un grand nombre de myéloplaxes variant également beaucoup, soit comme dimensions,

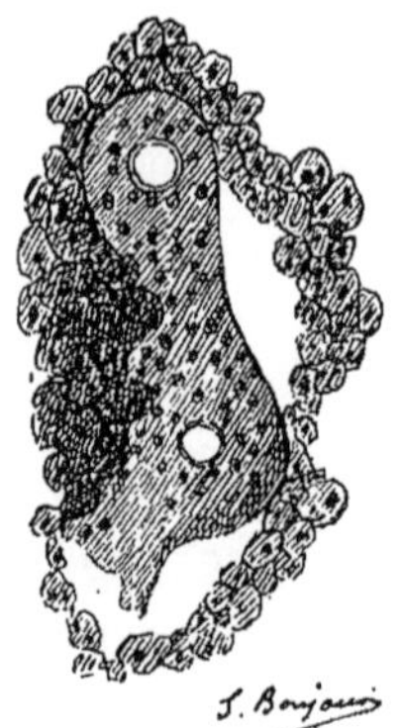

Fig. 3. — *Myéloplaxe en voie de désagrégation.*

Obj. 7 oc. 1.

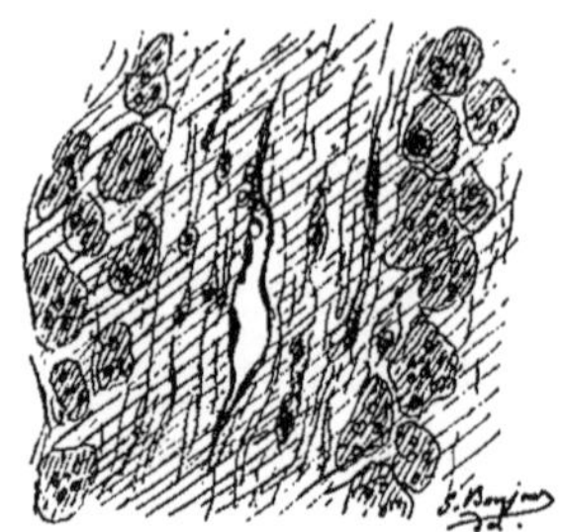

Fig. 4. — *Myélome d'une gaine tendineuse.*

Point montrant un vaisseau et des traînées de myéloplaxes parallèles.

soit comme richesse en noyaux. La tumeur paraît très pauvre en vaisseaux.

(Coll. Hist. Ec. méd. Nantes. Année 1884, pièce n° 112. (Voir fig. 5 et 4.)

Aujourd'hui (1896) le malade, qui exerce la profession de médecin, reste parfaitement guéri. Les fonctions du doigt ne laissent absolument rien à désirer.

Observation XXIII (personnelle). — Femme de 30 ans. Elle porte au médius de la main droite, face palmaire, une tumeur qui a débuté il y a 5 ou 6 ans. Cette tumeur occupe toute la phalange, le tiers voisin de la phalangine et de l'autre côté s'avance de 2 ou 3 centimètres vers la main. Sa surface est lobulée ; sa consistance molle rappelle tout à fait celle d'un lipome. La peau est saine et mobile, mais la tumeur est adhérente aux couches profondes. Les mouvements du doigt sont seulement un peu limités dans la flexion.

Opération, le 21 novembre 1886. — Bande d'Esmarch, incision : on voit ainsi la surface de la tumeur, qui est bosselée et formée de lobes séparés par des sillons peu profonds. La plupart des lobes sont d'un jaune chamois, quelques-uns rouge foncé. Une dissection minutieuse montre que la tumeur s'est développée aux dépens de la gaine des fléchisseurs qui a presque complètement disparu. Les tendons sont entourés par le néoplasme, mais ni eux ni le périoste ne sont envahis par le tissu morbide. Le peu qui reste de la gaine est soigneusement enlevé au niveau de son insertion sur le périoste des phalanges ; les tendons fléchisseurs se trouvent ainsi dénudés sur un trajet de 6 centimètres. Sutures puis guérison sans incident. Les fonctions du doigt s'accomplissent parfaitement.

Seize mois plus tard la malade a dû subir une 2e opération pour une tumeur existant à l'extrémité du même doigt ; il y avait longtemps que la malade ressentait un gonflement dans cette partie du doigt, mais n'en ayant pas parlé, ce fait était passé complètement inaperçu lors de la première opération.

Le 1er avril 1889, 2e opération qui met à nu une tumeur identique à la première. La masse néoplasique entoure les tendons sans y adhérer aucunement. Outre la masse principale, on trouve 2 ou 3 petits nodules gros comme des têtes d'épingles et qui sont soigneusement enlevés ; sutures, etc. Au bout de 8 jours, la plaie est complètement guérie.

Examen histologique (par M. A. Malherbe). — Les deux tumeurs ont une structure identique. Leur tissu est constitué par des travées fibreuses contenant, dans les intervalles qu'elles laissent entre elles, des éléments cellulaires dont la plupart sont en dégénérescence graisseuse et ne forment qu'un amas de cristaux aciculés. Dans les points où la dégénérescence n'existe pas, on rencontre des cellules rondes ou fusiformes et de nombreux myéloplaxes. Les vaisseaux sont fortement sclérosés (1).

Cette malade, revue tout récemment, ne présente aucune trace de récidive ; les mouvements du doigt sont absolument normaux.

Enfin M. Heurtaux termine en citant une observation de myélome très probable chez une dame de 42 ans. Cette dame porte au médius de la main droite, au niveau de la phalangine et du côté de la flexion, une tumeur qui a débuté il y a 10 ans, et qui atteint aujourd'hui le volume d'une petite noix. La peau est saine et mobile; la tumeur est légèrement lobulée et de consistance molle, sans fluctuation. Jamais elle n'a occasionné la moindre douleur; elle ne fait que limiter un peu les mouvements de flexion.

M. Heurtaux proposa une opération qui ne fut pas acceptée ; mais, il y a 2 ans, la malade consulta un autre chirurgien qui conseilla également une opération à laquelle elle consentit cette fois. Malheureusement la tumeur fut jetée, en sorte que l'examen histologique n'a pu être fait. Toutefois, d'après ce qui précède, il n'est guère possible de douter que ce fût véritablement un myélome.

(1) La première tumeur porte l'indication : Année 1886, n° 161, et la seconde : Année 1887, n° 143. Coll. Hist. Lab. Ec. méd. Nantes.

Voici encore une observation que nous avons trouvée dans nos recherches bibliographiques ; elle est due à M. Reboul, de Marseille. Nous la résumons brièvement :

Observation XXIV (Reboul. *Revue de Chirurgie...*). — Homme de 61 ans, pêcheur. Il porte au niveau de la tête du quatrième métacarpien de la main gauche, face palmaire, une tumeur ayant débuté il y a environ 18 ans par un nodule du volume d'un pois. Aujourd'hui cette tumeur a atteint le volume d'un œuf de poule ; elle est arrondie, assez nettement lobulée,d'une consistance absolument dure par places, assez molle dans d'autres. La peau est amincie, mais saine est nullement adhérente; on peut imprimer à la tumeur de petits mouvements de latéralité sur les parties profondes. Le malade ressent quelques douleurs sourdes, spontanées; la tumeur arrête les mouvements de flexion du doigt, ce qui gêne le malade dans son travail. La pression sur la tumeur détermine un engourdissement dans la paume de la main, et cette sensation irradie dans le 4e doigt en suivant les nerfs collatéraux.

L'opération permet d'énucléer la tumeur qui est adhérente à l'aponévrose palmaire et qui envoie un petit prolongement dans le 3e espace interdigital. Sutures au crin de Florence, pansement iodoformé ; guérison.

La tumeur a une surface mamelonnée ; sur sa coupe, on voit qu'elle est lobulée ; sa surface ressemble aux fibromes purs comme les fibromes utérins ; entre ces lobules ou au milieu d'eux on voit des parties mollasses, presque différentes. Des vaisseaux assez nombreux limitent les lobules.

Examen histologique. — Après immersion dans le liquide de Mueller ou dans l'alcool au tiers, puis à 90° : coloration au picrocarmin et à l'éosine.

Sur les diverses préparations, on voit que la tumeur est nettement limitée par une capsule fibreuse d'où partent des travées limitant des lobules. Ces lobules sont formés de faisceaux conjonctifs condensés ou fasciculés, ondulés. Dans les lobules et surtout dans les travées qui les séparent, on voit des cellules arrondies ou fusiformes, fortement colorées, isolées ou réunies par groupes, en boyaux. Certains de ceux-ci renferment des cellules volumineuses, à plusieurs noyaux. Ces amas se voient surtout dans le voisinage des vaisseaux et leur forment de véritables gaines. Les vaisseaux, artères et veines, sont nombreux, dilatés : leurs parois sont épaissies. Enfin, sur quelques préparations, on voit des cellules adipeuses, du tissu muqueux, des cellules de myxome et des cellules à double contour, à aspect cartilagineux.

Il s'agit donc d'un fibro-sarcome en voie d'évolution et de transformation en tumeur mixte : myxome, chondrome, cellules à myéloplaxes.

En terminant, M. Reboul discute sur certains points intéressants présentés par cette tumeur. D'abord indolore et stationnaire pendant plusieurs années, on la voit s'accroître brusquement et devenir le siège de douleurs sourdes et d'une sensation d'engourdissement. M. Reboul discute aussi sur les motifs de ce changement et pense qu'il a probablement coïncidé avec la modification histologique du néoplasme. Il croit qu'il s'agissait primitivement d'un lipome dont les éléments conjonctifs jeunes sont devenus adultes ; c'était alors un fibro-lipome. Puis, sous une influence inconnue, peut-être une contusion ou encore l'âge du malade, ce fibro-lipome aurait continué son évolution et se serait transformé en fibro-sarcome mixte, contenant des éléments jeunes (sarcome embryonnaire, myxome, chondrome), et des éléments adultes (fibro-sarcome, granulations calcaires).

Malgré ces dégénérescences, ajoute M. Reboul, la tumeur est

restée encapsulée, mais il est fort probable que si l'on n'avait pas opéré le malade, le néoplasme aurait continué son évolution, rompu sa capsule, et envahi les parties profondes de la main.

Ce fibro-sarcome paraît s'être développé aux dépens de l'aponévrose palmaire ; son adhérence à ce plan fibreux, la mobilité de la peau au-devant de la tumeur confirment cette origine.

Enfin M. Reboul signale l'anesthésie et l'atrophie du 4e doigt consécutive à la compression de la tumeur, et il conclut en ces termes :

Il nous paraît donc que le pronostic des tumeurs bénignes de la main doit être réservé. Les lipomes ou fibromes, après être restés longtemps stationnaires, peuvent, sous une influence quelconque, âge ou traumatisme, subir des dégénérescences et se transformer en tumeurs malignes. Il est donc prudent de débarrasser à temps les malades de ces tumeurs qui ne sont que d'abord gênantes, mais qui peuvent dégénérer, compromettre l'intégrité des fonctions de la main et en nécessiter même l'amputation.

A notre avis, la tumeur qui fait l'objet de la note que nous venons de résumer pourrait, à certains égards, être comparée à celle que nous avons décrite plus haut. Cependant l'étude attentive de l'examen histologique donné par M. Reboul a fait naître dans notre esprit des doutes sur la véritable nature de ce néoplasme.

En effet, après avoir paru le considérer d'abord comme une sorte de lipome, puis de myxome, puis de fibro-sarcome, il signale la présence de cellules « à aspect cartilagineux » et de granulations calcaires. Il nous semble évident que, dans cet examen histologique, on a confondu complètement les parties essentielles, caractéristiques de la tumeur avec d'autres parties, vestiges du tissu normal préexistant.

Il demeure, par suite, impossible de déterminer si M. Reboul a eu véritablement affaire à un myélome, à un sarcome ou à une autre espèce de tumeur. La présence de cellules géantes multinucléées en assez grand nombre autour des vaisseaux, pourrait faire pencher vers le diagnostic de myélome. L'existence de cellules cartilagineuses, bien qu'elle ne soit pas inadmissible au sein d'une tumeur de substance conjonctive, est tout au moins quelque peu douteuse, et, d'ailleurs, M. Reboul n'est pas très affirmatif sur la nature des cellules à double contour qu'il signale.

M. le professeur Heurtaux a bien voulu nous abandonner pour notre thèse une tumeur dont il nous a lui-même donné l'observation que nous citons textuellement :

Observation XXV (personnelle). — *Myélome du troisième orteil du pied gauche.* — Pierre R..., 62 ans, maçon, demeurant à Sainte-Pazanne, opéré le 17 février 1894.

Myélome développé dans la gaine de l'extenseur du troisième orteil du pied gauche, au niveau de la phalangine.

La tumeur a débuté il y a trois ans et demi ou quatre ans, sans cause apparente. Elle a le volume d'une noisette, offre une consistance variable, assez dure en certains points, paraît immobile. La peau qui la recouvre est intacte.

L'union intime qui paraît exister entre la tumeur et l'os, me conduit à faire l'amputation de l'orteil au milieu de la première phalange.

La tumeur adhère intimement au périoste de la phalangine. A la surface d'une coupe médiane, son tissu n'a pas une couleur uniforme ; gris en certains points, il est ailleurs jaunâtre.

Le siège et le volume du néoplasme sont représentés exactement par la figure 5.

Examen histologique. — Nous avons étudié un certain nombre de coupes pratiquées dans la partie moyenne de la tumeur. En

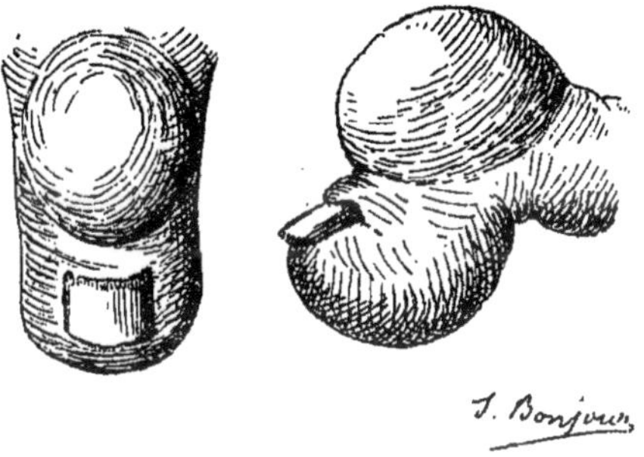

Fig. 5.— *Myélome du troisième orteil du pied gauche.*— Aspect de la tumeur *in situ.*

examinant ces coupes à un faible grossissement, et même à l'œil nu, on voit que le tissu néoplasique ne présente pas une homogénéité complète : on observe des cloisons de tissu fibreux qui

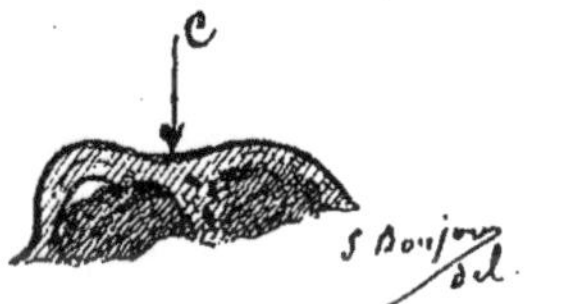

Fig. 6. — *Myélome du troisième orteil du pied gauche.* — Aspect de la coupe de la tumeur, grandeur naturelle.

C. Encoche marquant l'origine de l'une des cloisons fibreuses.

s'avancent de la périphérie vers le centre, séparant plus ou moins complètement la tumeur en lobes distincts les uns des autres. Sur la figure 6, à la partie supérieure du dessin, on voit une petite encoche (*c*) qui marque l'origine de l'une de ces cloisons (1).

La peau qui recouvre la tumeur est à peu près saine et ne

(1) La figure 7 montre l'ensemble de toutes les parties de la coupe.

présente que quelques lésions irritatives du derme et du corps muqueux de Malpighi sur lesquelles nous reviendrons (voy. fig. 8).

Si l'on examine la structure des petits lobes mentionnés plus

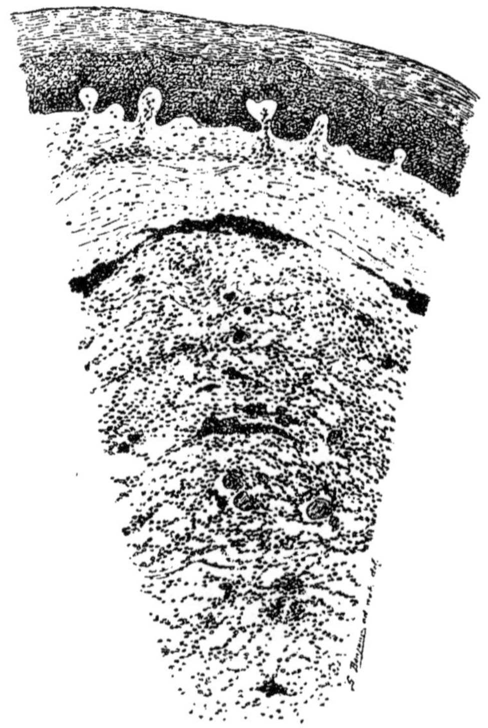

FIG. 7. — *Myélome du troisième orteil du pied gauche.*

Ensemble de la coupe, montrant les lésions irritatives du derme, l'élargissement des papilles, les zones de pigmentation et les myéloplaxes.

haut, on voit qu'ils sont constitués par du tissu conjonctif très homogène, presque amorphe, au milieu duquel se trouve un grand nombre d'éléments cellulaires qui nous ont présenté les formes suivantes :

1° Des cellules rondes ou légèrement fusiformes, très nombreuses ;

2° Des cellules à protoplasma abondant, munies, dans un point excentrique, de un, deux ou trois noyaux seulement ;

3° Des myéloplaxes très abondantes et de volume fort variable.

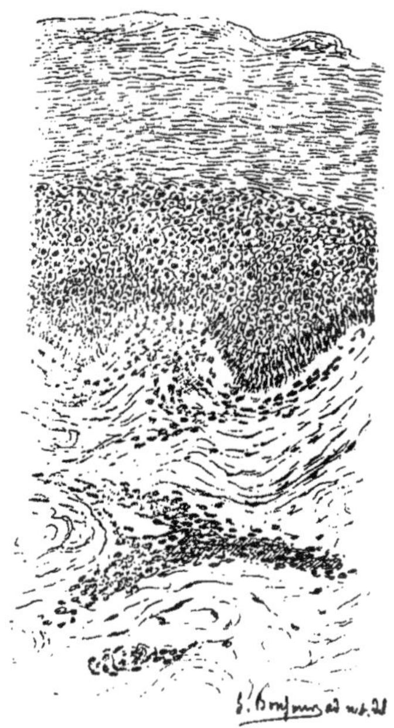

FIG. 8. — *Myélome du troisième orteil du pied gauche.*
Partie d'une coupe montrant les lésions irritatives du derme sous-muqueux.

Une partie des cellules de la première catégorie est pigmentée, et, de plus, on trouve des amas assez importants de pigment extracellulaire.

Les cellules à grosse masse protoplasmique nous semblent avoir la même signification que les myéloplaxes.

Enfin les myéloplaxes elles-mêmes sont tantôt très grandes,

tantôt petites et pourvues de noyaux parfois faiblement colorables par le carmin aluné, parfois, au contraire, fixant la couleur avec une intensité extraordinaire (1) (voy. fig. 9) et paraissant avoir pour elle une affinité probablement caractéristique d'une grande activité nutritive.

Nous allons étudier successivement chacune de ces espèces de cellules.

a) *Petites cellules.* — Ces cellules présentent des formes assez

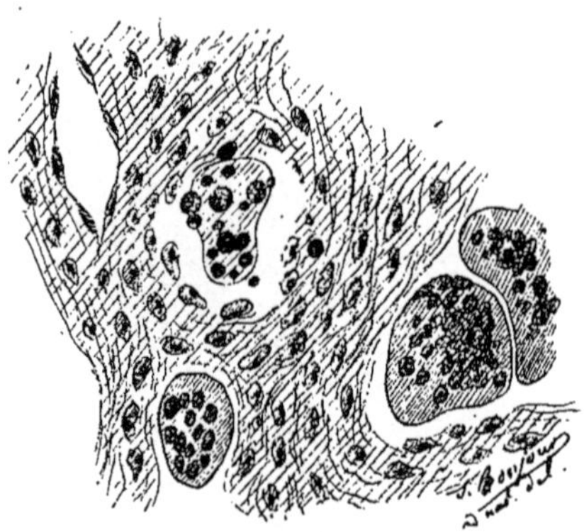

FIG. 9. — *Myélome du troisième orteil du pied gauche.*
Point montrant des noyaux chromophiles.

variables, suivant qu'on les examine sur des préparations traitées par le carmin aluné ou sur des coupes colorées au picro-carmin. Dans le premier cas, on ne distingue guère que des noyaux, le protoplasina restant incolore ; ces noyaux, de forme assez variable, mesurent généralement de 6 à 7 μ en diamètre ; quelques-uns cependant s'allongent et atteignent jusqu'à 10 μ et même davantage.

Ils renferment un ou plusieurs nucléoles et sont colorés avec

(1) Nous avons appelé ces noyaux : noyaux chromophiles, nom qui a l'avantage de ne rien préjuger sur leur signification.

une intensité variable. Quelques-uns prennent vivement le picro-carmin, mais, dans aucun cas, nous n'avons pu distinguer de figures karyokinétiques.

Pour pouvoir étudier le protoplasma qui entoure les noyaux, nous avons dû faire usage de coupes traitées par le picro-carmin.

Dans ces préparations, nous avons pu constater la plus grande variété de formes, certaines cellules se montrant allongées en fuseaux, comme celles des sarcomes, d'autres étant rondes comme des cellules embryonnaires, d'autres enfin ayant un fort volume, un contour polyédrique, en un mot offrant un caractère en quelque sorte épithélioïde.

Toutefois, jamais ces cellules ne revêtent l'aspect d'un véritable épithélium, parce qu'elles sont franchement isolées les unes des autres par des travées plus ou moins épaisses de la trame. Ce n'est que dans certains petits foyers ou petits nids de prolifération cellulaire que l'on rencontre les cellules assez rapprochées les unes des autres pour stimuler, jusqu'à un certain point, les amas de cellules que l'on trouve dans les tissus envahis par un épithéliome.

Donc ces cellules, par leur variété morphologique, se distinguent assez nettement des cellules du sarcome typique.

b) *Les cellules myéloïdes* que nous allons décrire maintenant ne sont probablement que de jeunes myéloplaxes (1). Elles sont constituées par un amas protoplasmique granuleux, de volume notablement supérieur à celui qui entoure les noyaux des cellules précédemment décrites. Elles diffèrent des myéloplaxes par leur volume moindre, et parce qu'elles n'ont qu'un ou deux noyaux. Il nous semble probable, comme nous l'avions dit en commençant,

(1) Peut-être certaines de ces cellules que nous appelons myélomateuses, ou plus euphoniquemet myéloïdes, résultent-elles d'une désagrégation des myéloplaxes.

que ces cellules ne sont autre chose que des myéloplaxes en voie d'accroissement ou bien, au contraire, de désintégration.

c) *Les myéloplaxes* elles-mêmes (voy. fig. 10), variant de 15 à 100 micras de diamètre, sont répandues à profusion dans le tissu néoplasique. Tantôt elles sont isolées, tantôt on les voit réunies en groupes et presques collées les unes contre les autres. Elles sont constituées par une lame protoplasmique de forme

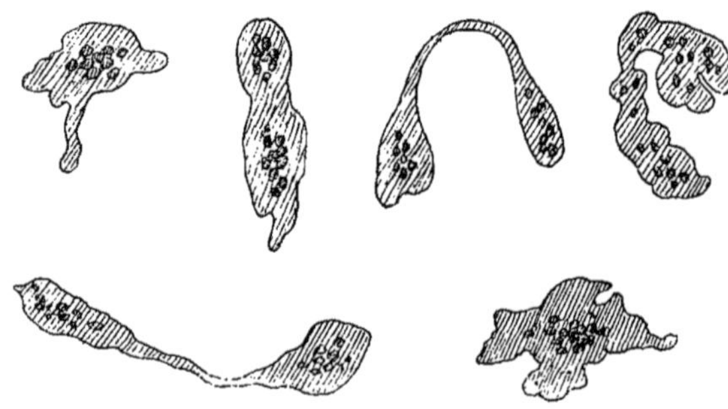

FIG. 10. — *Myélome du 3e orteil du pied gauche.*
Formes de quelques myéloplaxes.

variable, tantôt pourvues de prolongements multiples (1) et munies d'un nombre variable de noyaux ; ces noyaux sont répandus uniformément dans toute l'étendue de la masse protoplasmique ou bien refoulées dans certaines parties de la cellule.

Tantôt ces noyaux sont entassés les uns sur les autres, de sorte que l'on ne peut les compter, tantôt la numération approximative

(1) Ce sont ces prolongements que MM. Malassez et Monod out considéré comme des pointes d'accroissement.

M. Malherbe ne reconnaît en eux que des crêtes d'empreinte des cellules hypertrophiées du tissu tendineux.

On peut voir combien cette opinion diffère de celle de MM. Malassez et Monod, aujourd'hui admise. D'ailleurs, en examinant la fig. 89 du Traité de M. le professeur Hayem sur le sang, on voit que la confusion n'est pas possible avec les procédés de la technique moderne.

est possible. Dans une myéloplaxe de volume moyen, nous avons compté une vingtaine de noyaux ; d'autres en contiennent moins, quelques-unes bien davantage, mais la numération exacte de ces noyaux ne présente pas beaucoup d'intérêt. Ce qui est plus important, c'est d'étudier le degré de vitalité que ces éléments présentent.

On s'accorde généralement à reconnaître que plus la substance nucléaire est active, plus elle se colore vivement par les réactifs et, en particulier, par le carmin aluné, ce colorant si précieux pour découvrir les phénomènes de mitose. Or, tandis que dans nos

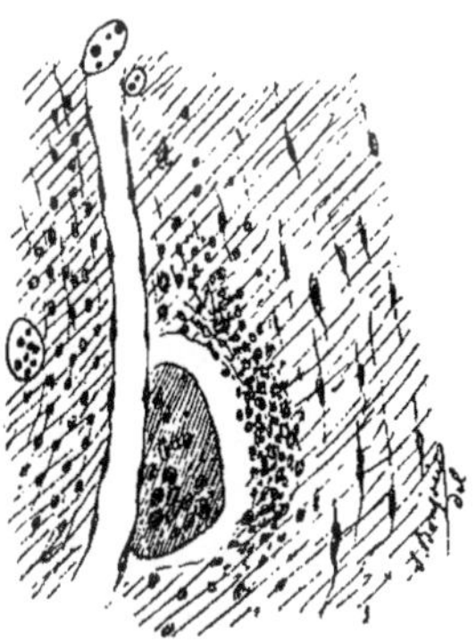

FIG. 11. — *Myélome du 3e orteil du pied gauche, montrant une myéloplaxe située le long d'un vaisseau.*

préparations au carmin aluné les noyaux de la plupart des myéloplaxes n'ont présenté qu'une assez faible coloration, dans quelques cas au contraire (voy. fig. 9 et fig. 11) nous avons pu voir des noyaux présentant une intensité de coloration vraiment surprenante. Dans un de ces cas (voy. fig. 9) nous avons compté dix-huit noyaux, variant de 4 à 10 micras de diamètre, dont la coloration tranchait vivement sur tout le reste de la préparation. Le protoplasme de la grande cellule qui les portait était clair et semblait tendre à disparaître. Trois de ces noyaux se trouvent même en dehors de la cellule, mais ce n'est peut-être là qu'un hasard de préparation.

Ces noyaux, très colorés, que nous désignerons sous le nom de noyaux *chromophiles*, se voient dans toutes les préparations au carmin aluné. Ils ne sont pas très nombreux et nous ne les avons rencontrés que dans une seule de nos tumeurs, celle qui fait l'objet de la présente description.

Quelle est la signification de ces noyaux ? Nous ne saurions rien dire de précis à ce sujet. Toutefois, nous rapportons ici l'opinion de M. le Dr Pilliet : la substance chromophile se colorant toujours en filaments dans les noyaux vivants, le Dr Pilliet pense que, dans le cas dont il est question ici, il est probable que nous avons eu affaire à des phénomènes de désintégration cellulaire consécutifs à la mort des cellules.

Nous avons cependant représenté ces noyaux, la chose nous ayant semblé intéressante comme constatation.

Nous avons ensuite recherché les relations existant entre les myéloplaxes et les vaisseaux.

On sait que MM. Malassez et Monod ont considéré les myéloplaxes comme étant des cellules vaso-formatives et angioplastiques. Or, malgré des examens réitérés, nous n'avons pas constaté de relations bien nettes entre la présence des myéloplaxes et le développement des vaisseaux.

Cependant nous avons vu très manifestement une myéloplaxe située le long d'un capillaire (voy. fig. 11), et, dans un autre point, un capillaire paraissant même aboutir à l'une de ces cellules (2).

Quelle est donc, dans notre tumeur, la destination des cellules à noyaux multiples ? C'est de donner des gemmes dont les unes sont

(I) MALASSEZ et MONOD. *Loc. cit.*

(2) Il faut dire aussi que nos pièces n'avaient pas subi les fixations nécessaires pour conserver l'hémoglobine dans le protoplasma, ce qui est la constatation capitale.

nucléées : ce sont alors les globules de Neumann, — et les autres dépourvues de noyaux : ce sont alors les globules rouges ordinaires.

Pour terminer cette longue description des éléments cellulaires de notre tumeur, nous répéterons que, sauf dans les points où des nids cellulaires sont en voie de développement, presque toujours ces éléments anatomiques sont séparés les uns des autres par une quantité plus ou moins grande de tissu conjonctif formant des cloisons que nous décrirons plus loin.

Cloisons conjonctives. — Les cloisons conjonctives fibreuses de la tumeur partent d'une enveloppe qui enkyste complètement le néoplasme ; elles sont constituées par des faisceaux fibreux analogues à ceux des tendons et des aponévroses. Dans certains points,

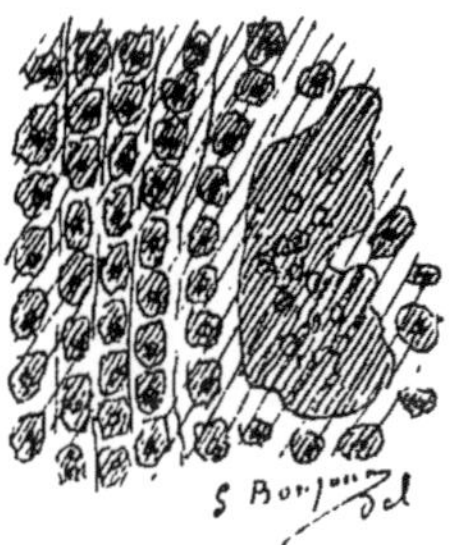

FIG. 12. — *Cellules tendineuses en série à côté d'une myéloplaxe.*

ces fibres sont presque complètement parallèles, et l'on peut suivre en elles le développement de cellules groupées un peu à la manière des cellules des tendons. Dans une de nos préparations, les cellules grossies et multipliées ont pris la forme classique des cellules tendineuses décrites par Ranvier, avec leur crête d'empreinte et leur disposition régulière. (Voy. fig. 12.)

Dans d'autres points, les fibres parallèles ne laissent entre elles que des fentes extrêmement étroites, à peine capables de loger les cellules. Lorsque les hasards de la préparation vous montrent des faisceaux coupés en travers, on voit des amas protoplasmiques étoilés disposés entre les faisceaux et envoyant de tous côtés des prolongements stellaires. Ce sont ces prolongements qui, persistant plus tard sur les bords des cellules, peuvent être pris pour des pointes d'accroissement.

Enfin, au milieu de ces bandes de tissu fibreux, on rencontre du pigment jaune, on en trouve même, en certains points, des amas considérables.

Vaisseaux. — Les vaisseaux sanguins sont d'abondance très variable. Leur paroi est souvent très épaisse, et nous avons sous les yeux de véritables types de sclérose avec disparition presque complète de la lumière du vaisseau.

Dans d'autres points, on trouve des vaisseaux véritablement embryonnaires et ressemblant aux vaisseaux du sarcome ; mais le plus souvent, la paroi, même dans les jeunes vaisseaux, est constituée par un endothélium et par une couche plus ou moins épaisse de tissu fibreux qui le soutient.

Quelques lignes triangulaires ou losangiques, tapissées d'entothélium, nous ont paru être des coupes de capillaires lymphatiques.

Nous avons cherché à reconnaître si des rapports existaient nettement entre les myéloplaxes et les vaisseaux sanguins : dans quelques points, nous avons vu, soit des myéloplaxes bordant des vaisseaux et n'étant séparés du calibre de ces derniers que par la couche endothéliale, soit même la cellule multinucléée située sur la prolongation d'un vaisseau, mais cette dernière disposition nous a paru moins nette que la précédente.

Pigment. — Un coup d'œil jeté sur la figure 7 donnera une idée exacte de la distribution générale du pigment dans le tissu.

On voit que des amas plus ou moins considérables de matière pigmentaire sont situés au-dessous de la membrane d'enveloppe de la tumeur, ou même dans l'épaisseur de cette membrane, ainsi que dans les cloisons qui subdivisent le néoplasme. On voit encore, vers le centre de la coupe, quelques amas assez importants de cette matière ; enfin on observe de petits territoires pigmentés sur presque toute la surface de la coupe. C'est, en somme, vers la périphérie de la tumeur que l'on rencontre le plus de pigment.

Ce pigment jaunâtre ou brun noirâtre, selon son abondance, est tantôt intra, tantôt extracellulaire, tantôt granuleux, tantôt homogène, à l'état d'infiltration dans le protoplasma. On peut suivre assez bien son mode de développement dans les parties fibreuses, où les parties sont suffisamment écartées les unes des autres. On voit, et c'est d'ailleurs un fait d'observation courante, que le protoplasma des cellules se pigmente tandis que le noyau, encore bien vivant, se colore par les réactifs. Cette observation est très facile à faire sur les cellules fusiformes du tissu conjonctif, dont les prolongements pigmentés forment des figures souvent fort élégantes.

La production de pigment devenant plus considérable, le noyau disparaît probablement par atrophie, et sans s'être laissé pénétrer par les granulations pigmentaires.

La cellule ne forme plus alors qu'un petit amas de pigment susceptible de se réunir avec d'autres masses pigmentaires voisines pour former ces blocs de matière mélanique plus volumineux que des cellules, blocs qui s'observent dans la plupart des tumeurs pigmentées. Sur plusieurs de nos coupes nous avons vu le protoplasma des myéloplaxes envahi par la substance pigmentaire. Dans un point nous avons même rencontré des myéloplaxes complètement mélanosées (fig. 13).

Les parties pigmentées de notre tumeur étant toujours fort éloignées du corps muqueux de Malpighi, nous pensons qu'on ne saurait expliquer la pigmentation du néoplasme par ses rapports avec la peau.

Nous croyons que là, comme probablement dans toutes les tumeurs mélaniques, c'est la matière colorante du sang, élaborée d'une certaine manière par les cellules, qui se transforme en pigment.

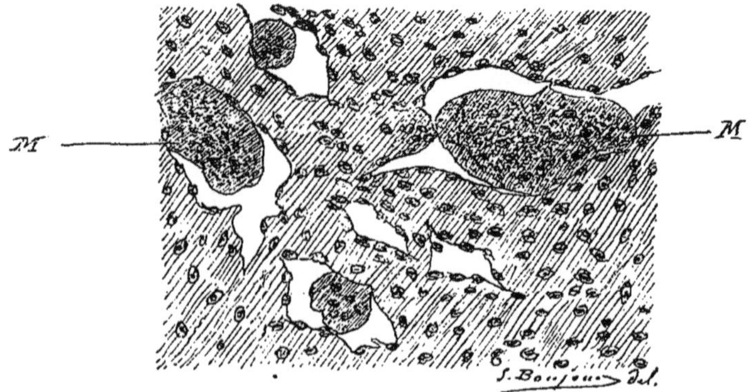

FIG. 13. — *Myélome du 3e orteil du pied gauche.*

M. M. Myéloplaxes remplies de pigment.

État de la peau. — La peau qui recouvre la tumeur est assez mince, mais ni ulcérée ni même fortement enflammée.

Le microscope permet d'y constater les lésions suivantes, toutes d'ordre purement irritatif :

Le derme, dans toute son épaisseur, renferme de petits amas de cellules (voy. fig. 8) embryonnaires, rondes, qui tantôt sont disposées en manchons autour des vaisseaux, tantôt sont disséminées entre les fibres conjonctives. On trouve de petits amas embryonnaires jusque dans les papilles, médiocrement abondantes, situées à la surface du derme.

Aucun point du derme n'est pigmenté.

L'épiderme présente également des traces manifestes d'irritation ; en effet, le corps muqueux de Malpighi contient un grand nombre de noyaux vésiculeux.

M. le professeur Heurtaux nous a gracieusement abandonné pour notre thèse une petite tumeur très intéressante. Voici l'observation :

Observation XXVI (personnelle). — *Myélome du médius de la main gauche.* (Coll. du Lab. d'hist. de l'Ec. de méd. de Nantes, année 1896, pièce n° 90.)

Jeune homme de 24 ans, manœuvre. Notons que le malade est gaucher. Antécédents héréditaires et personnels : Néant. Il y a cinq ans environ, il remarqua une petite tuméfaction siégeant au niveau de l'articulation phalangino-phalangettienne du médius de la main gauche. Cette tuméfaction ne causait ni douleur ni gêne (1).

Au bout de 2 ans et demi environ la tumeur a commencé à grossir, causant des picotements, mais point de véritables douleurs. A peu près à la même époque, la face palmaire de l'articulation a commencé à se prendre. Le malade s'aperçoit que sa tumeur grossit et entre à l'Hotel-Dieu de Nantes, dans le service de M. Heurtaux, pour s'en faire débarrasser.

A ce moment les mouvements du doigt sont encore presque normaux ; ceux de la phalangette sont pourtant un peu entravés par le développement de la tumeur.

La peau qui recouvre le néoplasme est saine, un peu tendue et amincie, sur la tumeur dorsale, dont la consistance est ferme.

La tumeur est mobile dans ce lobe.

Le lobe palmaire offre une consistance plus molle et, en quelques points, donne une vague sensation de fluctuation. Cette partie du néoplasme n'adhère point à la peau mais semble avoir contracté des adhérences à sa partie profonde avec les tissus sous-jacents.

(1) Elle était de la grosseur d'une tête d'épingle et occupait le point marqué *p* sur notre dessin, par conséquent à la face dorsale du doigt.

La palpation n'est pas douloureuse, mais elle cause pourtant quelques picotements irradiant jusqu'au poignet.

Bien que la tumeur fît surtout saillie à la face dorsale du doigt,

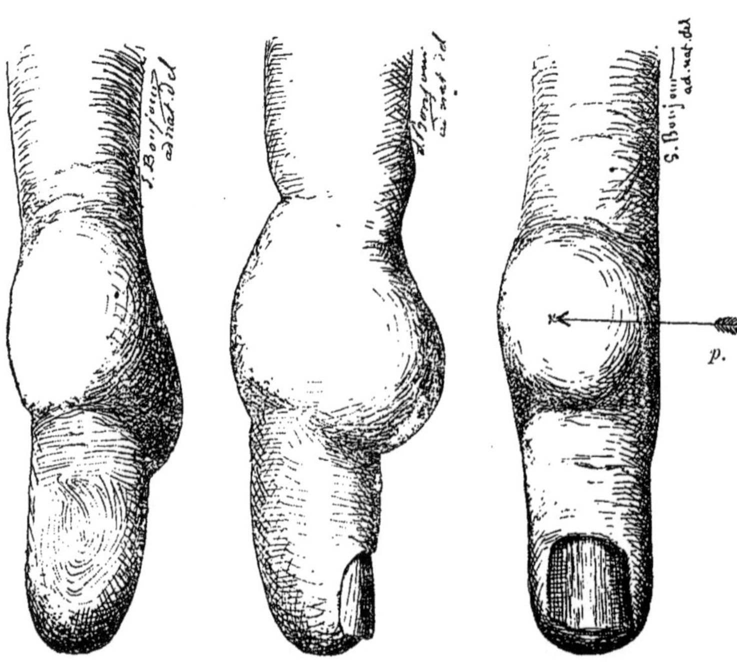

FIG. 14. — *Myélome du médius de la main gauche chez un homme de 24 ans.*

Aspect de la face palmaire du doigt.

FIG. 15. — *Myélome du médius de la main gauche chez un homme de 24 ans.*

Le doigt vu de profil.

FIG. 16. — *Myélome du médius de la main gauche chez un homme de 24 ans.*

Face dorsale du doigt.

p. Point du début apparent de la tumeur.

M. Heurtaux pense qu'elle avait dû débuter par la face palmaire et contourner la phalangine.

Le volume, la forme et l'aspect du néoplasme sont représentés très exactement en grandeur naturelle, dans les figures 14, 15, 16, 17 et 18 de nos planches.

Opération. — L'opération, pratiquée le 4 juin 1896 par M. le professeur Heurtaux, à l'aide de la bande d'Esmarch, met à nu une tumeur bosselée, de teinte jaune chamois, de consistance variable et dont la masse se divise en deux lobes : Le premier dorsal, le second palmaire. Au cours de la dissection, M. Heurtaux s'aperçoit que le lobe palmaire a contracté avec la phalangine une adhérence très intime et qu'un prolongement du néoplasme a creusé dans cette phalangine une logette. Aussi, par

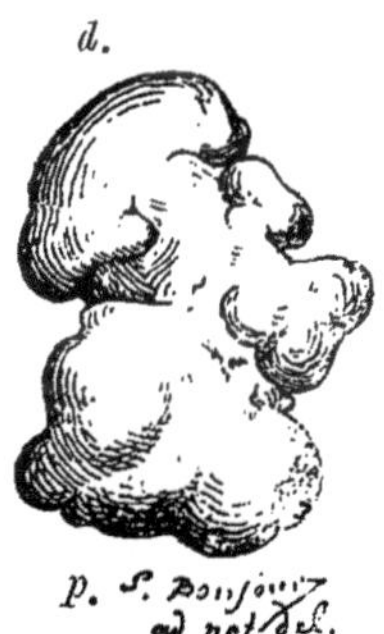

FIG. 17. — *Myélome du médius de la main gauche.* Aspect de la tumeur immédiatement après l'ablation.

d. Face dorsale. — *p.* Face palmaire.

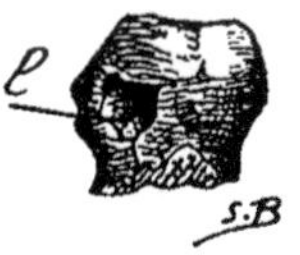

FIG. 18. — *Myélome du médius de la main gauche.* Portion de phalangine réséquée.

l. Logette creusée dans la phalangine par un prolongement de la tumeur.

mesure de précaution, juge-t-il à propos de réséquer cette portion d'os malade qu'un de nos dessins reproduit.

Sutures et réunion immédiates. Le malade sort de l'hôpital vingt jours après, absolument guéri. En novembre nous l'avons revu : la guérison s'était maintenue complète.

Examen. — La tumeur (voy. fig. 17), lobulée, de forme irrégulière et assez bizarre, est parfaitement encapsulée dans une gangue fibreuse.

Sa couleur est jaunâtre, sa consistance est molle dans la plupart de ses parties, dure dans certaines autres.

Elle présente à la coupe la teinte chamois, expression très juste dont M. Heurtaux se sert de préférence pour caractériser la coloration de ces sortes de tumeurs.

Un grand nombre de coupes ont été pratiquées au Laboratoire d'histologie de l'École de médecine et plusieurs préparations ont

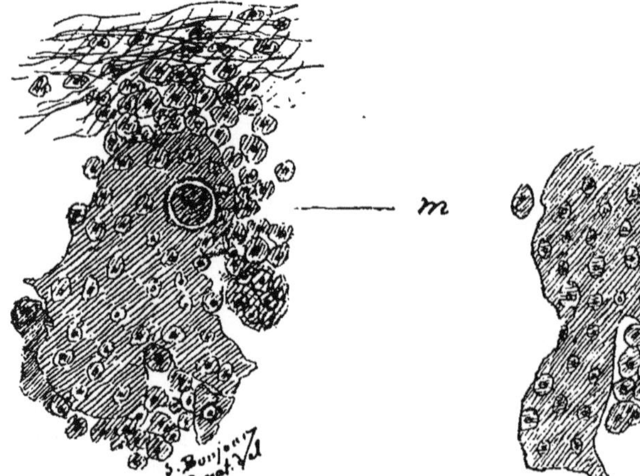

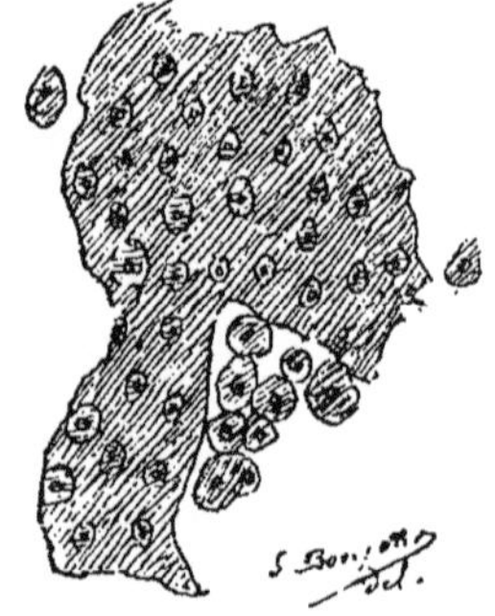

Fig. 19. — *Myélome du médius de la main gauche.* — Dissociation après macération pendant vingt-quatre heures dans l'alcool à 1/3. Myéloplaxe entourée de cellules myéloïdes.

En *m* on voit une cellule-fille entourée d'une zone claire et en voie de déhiscence.

Fig. 20. — *Myéloplaxe montrant la déhiscence des cellules-filles.*

été faites par dissociation sur de petits fragments traités pendant vingt-quatre heures par l'alcool à 1/3.

Cette dissociation nous a permis d'isoler de grandes myéloplaxes qui se présentent presque toujours entourées de cellules myéloïdes, dout certaines paraissent bien être le résultat d'une segmentation de la myéloplaxe (voy. fig. 19 et 20).

Les myéloplaxes sont de forme très irrégulière : elles présentent un grand nombre de noyaux, très inégalement répartis dans le protoplasma et, sur leurs bords, un certain nombre de ces inégalités ou prolongements qui ont été assimilés aux pointes d'accroissement des cellules vaso-formatives.

Or, ces inégalités ou ces pointes sont dues soit à la perte de substance causée par la séparation des cellules-filles, soit aux conditions particulières dans lesquelles se développent les myéloplaxes dans les fibres tendineuses.

On rencontre aussi des lacunes dans le protoplasma des myéloplaxes. Ces lacunes sont dues également à la déhiscence des cellules-filles, et l'on peut voir (voy. fig. 2) une de ces cellules, en voie de déhiscence, destinée à tomber et à laisser une logette vide au point qu'elle occupait dans le myéloplaxe.

Dans notre tumeur, les myéloplaxes varient depuis 30 à 40 μ jusqu'à 100 μ et même davantage. Parfois on les trouve reliées les unes aux autres par de larges bandes protoplasmiques.

Les cellules myéloïdes ou myélomateuses sont des éléments de volume assez considérable (12 à 20 et même 30 μ), ayant un protoplasma granuleux bien nourri et un assez gros noyau. Elles affectent fréquemment une forme polyédrique par pression, ce qui leur donne un aspect fort analogue à celui de certaines cellules épithéliales. On serait même fondé à appliquer à ces cellules le qualificatif d'*épithélioïde* avec plus de justesse qu'on ne l'a fait pour les cellules des nodules tuberculeux.

En général ces éléments n'ont qu'un seul noyau ; quelques-uns cependant en offrent deux ou trois. Leurs dimensions les conduisent insensiblement jusqu'à la myéloplaxe, et l'on trouve toutes les formes de transition que l'on peut désirer.

Il s'ensuit donc que, pour nous, les myéloplaxes et les cellules myéloïdes sont des éléments de même nature. Seulement, dans les premières, pour des raisons encore hypothétiques, la division du protoplasma n'a pas suivi une marche parallèle à la division nucléaire. Cependant, à un moment donné, le protoplasma de la myéloplaxe se segmente et donne naissance à de nouvelles cellules myéloïdes (voy. fig. 19).

Relativement à leur disposition générale, tantôt les myéloplaxes sont disposées en série et limitent des espaces lacunaires allongés qui ressemblent à des vaisseaux (voy. fig. 21), tantôt elles sont

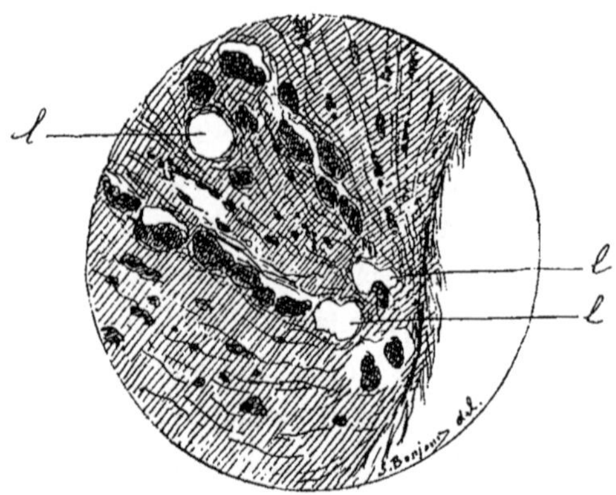

FIG. 21. — *Myélome du médius de la main gauche.*

Coupe montrant deux traînées de myéloplaxes et des lacunes, *l*, ressemblant à des vaisseaux.

réunies en amas, sans aucun ordre apparent (voy. fig. 22).

La trame de la tumeur est formée soit par des cloisons fibreuses épaisses, soit par des cloisons plus petites et également fibreuses ou fibroplastiques, c'est-à-dire formées de cellules fusiformes, les diverses travées de ces cloisons sont formées de faisceaux tantôt parallèles comme ceux des tendons, tantôt entre-croisés en divers sens.

Sur les parties excentriques de la tumeur, le tissu fibreux devient de plus en plus dense, et l'on peut y observer le mode de développement du néoplasme. Très rarement, on y voit des fibres élastiques un peu développées.

Les vaisseaux se présentent sous des formes tantôt de sclérose extrême, tantôt dans un état embryonnaire qui les rapproche des vaisseaux du sarcome.

Leur nombre n'est pas considérable.

En dehors des parties que nous venons de décrire, la tumeur contient du pigment et de la graisse.

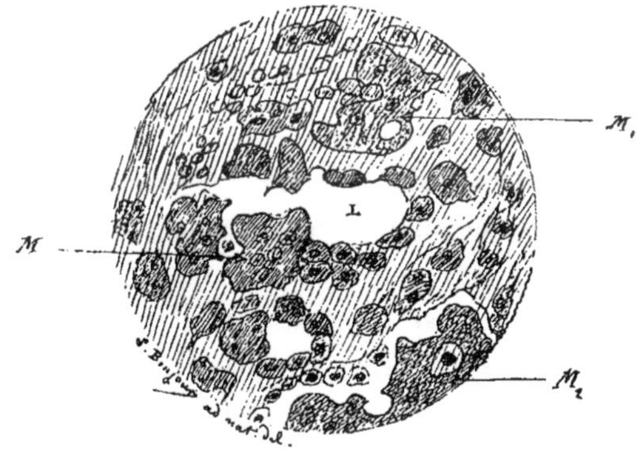

FIG. 22. — *Myélome du médius de la main gauche.*

Amas d'énormes myéloplaxes en voie de désagrégation. On voit par places des vestiges de la trame fibreuse. On ne distingue plus de cellules fusiformes.

M. M_1. M_2. sont les myéloplaxes. L. Lacune produite par le déplacement de la myéloplaxe M.

Le *pigment* se montre, soit à l'état d'infiltration dans le protoplasma cellulaire, soit à l'état de grains plus ou moins gros, soit enfin à l'état de véritables blocs, véritablement extracellulaires.

Graisse. — La graisse se voit dans un grand nombre de points des préparations. Elle envahit le protoplasma cellulaire sous forme de gouttelettes et, dans les points les plus malades, elle transforme ces éléments en vésicules adipeuses.

Dans les préparations un peu anciennes, cette graisse devient grisâtre et les préparations nous la montrent sous forme de cristaux aciculés.

Cette dégénérescence graisseuse si marquée explique très bien comment ces tumeurs peuvent s'arrêter dans leur évolution ou, du moins, ne présenter qu'un acccroissement très lent.

On peut, jusqu'à nouvel ordre, considérer la sclérose vasculaire comme l'un des facteurs de cette dégénérescence graisseuse.

Développement. — A la périphérie de la tumeur, on trouve des parties fibreuses ayant exactement la structure d'un tendon. Il est facile de voir que les éléments néoplasiques se forment aux dépens de cellules tendineuses.

On peut même signaler l'apparence très élégante de ces traînées cellulaires qui arrivent à présenter une ressemblance frappante avec les traînées cellulaires normales des tendons de la queue de souris préparées par la méthode de Ranvier.

Ces cellules tendineuses, gonflées et multipliées, écartent les faisceaux et ne tardent point à former de véritables nids cellulaires contenant des myéloplaxes et des médullocelles.

Il est fort intéressant de rechercher dans les préparations les points où le tissu tendineux se présente coupé non longitudinalement, mais en travers.

On voit alors les figures stellaires situées entre les faisceaux présenter un accroissement considérable.

En employant un grossissement suffisant, on peut s'assurer que ces grandes figures stellaires sont formées par des cellules myéloïdes tassées les unes contre les autres, tantôt par des myéloplaxes moulées, pour ainsi dire, entre les faisceaux conjonctifs voisins.

Résumé de la structure et des caractères des myélomes des gaines tendineuses.

La série des observations précédentes et l'examen détaillé des tumeurs qui forment la base de notre travail nous permettront de conclure brièvement cette étude.

1° Le myélome des gaines tendineuses est une tumeur rare (1 p. 400 environ de la totalité des tumeurs).

2° Il atteint les deux sexes à peu près dans la même proportion.

3° C'est une tumeur de l'âge adulte, observée chez des sujets de 24 à 50 ans.

4° Sa croissance est lente, il n'occasionne pas de douleurs et n'atteint jamais un volume bien considérable. Mais la gêne qu'il apporte aux fonctions du membre sur lequel il siège suffit le plus souvent pour décider les malades à réclamer sans trop tarder les secours de l'art.

5° Le myélome occupe le plus souvent la face palmaire des doigts. Il est enveloppé dans une gangue fibreuse épaisse qui, envoyant des prolongements dans la masse néoplasique, la cloisonne, la subdivise en lobules très distincts dans chacun desquels on retrouve les éléments caractéristiques de la tumeur.

6° Le myélome présente microscopiquement à la coupe une coloration jaunâtre (que M. le professeur A. Heurtaux désigne de préférence sous le nom de *teinte chamois*), avec quelques points rougeâtres, dus à des agrégats de myéloplaxes. On voit souvent aussi des parties grisâtres formées par la dégénérescence graisseuse. Enfin la plupart des myélomes présentent des points foncés qui sont dus à la présence de pigment.

7° La consistance de notre tumeur est très variable suivant les points : dure en certains endroits, elle est molle dans d'autres et peut aller jusqu'à simuler la fluctuation dans certaines parties.

8° Trois éléments caractérisent le myélome :

α) *Les cellules myéloïdes* — ou myélomateuses — dont les dimensions varient de 10 à 20 μ ; leur noyau est assez petit ; elles ont un protoplasme abondant, à contours très nets. Quelques-unes de ces cellules présentent deux noyaux.

β) Les *myéloplaxes*, dont nous avons indiqué et dessiné plusieurs formes bizarres, mais dont il est impossible de donner une idée générale tant ces formes sont variables. Leurs dimensions varient depuis 30 μ jusqu'à 100 μ de diamètre. Elles contiennent un nombre très variable de noyaux, en général petits et fort inégalement répartis.

Quelques myéloplaxes présentent des noyaux qui se colorent par les réactifs avec une intensité extraordinaire : ce sont ces noyaux que nous avons désignés sous le nom de *noyaux chromophiles*, mais sans toutefois rien présumer de leur rôle et de leur signification. Un assez grand nombre de myéloplaxes sont creusées de vacuoles, mais ces vacuoles nous paraissent résulter d'une segmentation partielle du pro toplasma ou représenter des cavités d'empreintes, dues au contact des cellules myéloïdes voisines (1).

γ) Des cellules *fusiformes*, soutenues par une trame fibrillaire, et dont les traînées sont en certains points si intimement mélangées aux cellules myéloïdes qu'il devient fort difficile de les distinguer.

9° Les vaisseaux du myélome des gaines tendineuses sont ou absolument sclérosés (dans les parties des tumeurs les plus anciennes où le tissu est fibreux) ou embryonnaires (dans les parties jeunes des tumeurs anciennes, là où le tissu est fibro-plastique). Dans ce dernier cas ils ressemblent à ceux du sarcome.

Embryonnaires ou sclérosés, le nombre des vaisseaux varie beaucoup selon les tumeurs. Notons en passant que la sclérose considérable que présente un grand nombre de ces vaisseaux rend compte de la dégénérescence graisseuse si commune dans les myélomes.

10° Le pigment, qui se rencontre dans presque toutes les tumeurs, provient du protoplasma cellulaire, et ce aussi bien dans les parties fibreuses encore à peu près saines du néoplasme que dans les parties parvenues à l'état myélomateux.

11° Quant aux origines du myélome, M. Malherbe considère comme probable qu'il naît aux dépens du tissu qui forme la gaine des tendons. Les cellules en séries de ces tendons l'hypertrophient, se multiplient et prennent l'aspect de cellules

(1) Dans un cas cependant M. le professeur A. Malherbe a observé une de ces vacuoles remplie de globules sanguins normaux. C'était dans une épulie. (Coll. lab. Hist. path. Nantes. Année 1879, pièce n° 28.)

myéloïdes parmi lesquelles apparaissent bientôt les myéloplaxes qui, à leur tour, se segmentent pour donner naissance à de nouvelles cellules myéloïdes. M. le Dr Pilliet au contraire applique à ces tumeurs la théorie de MM. Malassez et Monod sur le sarcome angioplastique.

M. Heurtaux, dans une lettre qu'il nous adressait récemment, nous posait l'objection suivante :

« . . . Mais je m'étonne que l'on ne puisse trouver de caractères anatomiques particuliers dans des tumeurc se manifestant par des tendances cliniques si différentes. »

Nous avons déjà répondu que, plus ces tumeurs s'éloignent de la moelle plus elles sont bénignes ; qu'elles se développent dans un tissu très éloigné déjà du tissu médullaire et que leur gravité diminue à mesure que l'on s'éloignait du type embryonnaire.

12° Et maintenant que conclurons-nous de la destinée du myélome livré à lui-même ?

Ce serait, peut-être, de dégénérer en graisse plus ou moins complètement. Peut-être, si cette dégénérescence devenait totale, l'évolution néoplasique s'arrêterait-elle là, et la tumeur persisterait à cet état, devenue désormais corps inerte.

Mais aussi ne pourrait-elle prendre tout à coup une marche maligne comme le sarcome ? Cela n'est pas inadmissible et, à propos, il ne faut pas oublier ce qui peut survenir dans les fibromes de la mamelle et dans ceux des muscles de la paroi abdominale.

Cependant nous n'avons pu retrouver aucun fait de ce genre dans la littérature médicale, et surtout il n'existe pas jusqu'à présent d'exemple d'une tumeur myéloïde qui ait récidivé après une ablation complète ou qui se soit généralisée.

Ceci constitue un fait du plus haut intérêt clinique, séparant déjà d'une façon très remarquable les myélomes d'avec les sarcomes, tumeurs éminemment malignes, récidivant rapidement et susceptibles de se généraliser et d'infecter toute l'économie.

13° Enfin nous nous baserons sur la présence constante d'éléments particuliers, — myéloplaxes et cellules myéloïdes, — ces dernières correspondant aux médullocelles de la moelle rouge des os.

14° De par toutes ces considérations, nous dirons que le myélome doit être regardé comme formant un groupe de tumeurs bien caractérisées, ayant son type dans le tissu de la moelle osseuse, et devant être classées entre le sarcome d'une part, d'autre part l'ostéome et le fibrome et très voisines de ces derniers.

15° Nous diviserons ensuite les myélomes en trois catégories :

Tissus fibreux et tendineux	A. — Myélomes des gencives (épulies) qui est la forme la plus commune. B. — Myélomes des gaines tendineuses et des tissus fibreux, beaucoup moins fréquents.
Tissu osseux	C. — Myélomes centraux des os, de beaucoup les plus rares.

Diagnostic.

Le diagnostic différentiel du myélome des gaines tendineuses est souvent délicat : les variétés de consistance qu'il présente peuvent le faire confondre avec les kystes synoviaux, avec certains fibromes et aussi avec certains lipomes, et ce ne sera guère que sur l'examen de la tumeur après ablation que l'on pourra affirmer le diagnostic.

Les taches de teinte *chamois,* variées de gris et de rougeâtre que présente la surface de section peuvent être considérées comme presque suffisantes pour le faire reconnaître à l'œil nu (1).

Quant au diagnostic microscopique, il ne présente pas de difficultés, mais il faut avoir soin de ne laisser passer aucun point des préparations sans l'examiner.

Pour peu que l'on procède ainsi on est certain de rencontrer des points typiques, présentant les éléments myélomateux, même dans des néoplasmes dont presque toute la masse a subi la dégénérescence graisseuse.

Pronostic.

De toutes les observations que nous avons données, il est

(1) On ne pourrait guère le confondre qu'avec certains fibromes contenant des points hémorrhagiques.

permis de conclure que le pronostic du myélome est tout à fait bénin.

Cependant il ne faut pas oublier que si la tumeur avait contracté avec les os des connexions trop intimes, ou si elle avait atteint un volume trop considérable, il pourrait devenir nécessaire de sacrifier une partie du doigt, et même quelquefois le doigt tout entier.

Au point de vue de l'histoire naturelle des sarcomes, le myélome constitue donc une des tumeurs les plus curieuses que l'on puisse imaginer, rentrant absolument dans la loi de Mueller, puisqu'elle contient des éléments vaso-formateurs surajoutés aux éléments constitutifs de la gaine aux dépens de laquelle elles sont développés.

Le myélome contient donc les éléments d'un sarcome malin, tout en conservant un caractère de bénignité évident.

Cette bénignité peut s'expliquer par deux faits :

1° Le tissu d'origine de la tumeur est un tissu très différent de celui de la moelle des os, ainsi que nous l'avons fait remarquer dans notre classification du début.

2° Son élément caractéristique, la myéloplaxe, appartient surtout à la période fœtale de l'évolution du tissu hématopoiétique et non à sa période embryonnaire, comme les cellules vaso-formatives des sarcomes malins.

On pourrait ajouter que la dégénérescence graisseuse des cellules fixes du tissu conjonctif est un caractère de sénilité qui se retrouve dans les sarcomes à évolution très lente, quelque gravité qu'ils puissent présenter en clinique : tels sont les sarcomes rétro-péritonéaux qui contiennnent des myéloplaxes et de la graisse (1).

Traitement.

Le traitement est purement chirurgical.

Il faut enlever avec le plus grand soin tout le tissu néoplasique, faute de quoi l'on serait exposé à voir la tumeur récidiver. Hâtons-nous toutefois d'ajouter que ces récidives ne présentent point de malignité.

Une dissection minutieuse des tendons sera donc nécessaire pour les débarrasser de leur gaine malade et pour conserver au doigt l'intégrité de ses fonctions.

(1) Voyez A.-H. Pilliet et Veau. Sarcome rétro-péritonéal. *Société anat.*, Paris, décembre 1896.

TABLE DES MATIÈRES

IMPRIMERIE LEMALE ET Cie, HAVRE

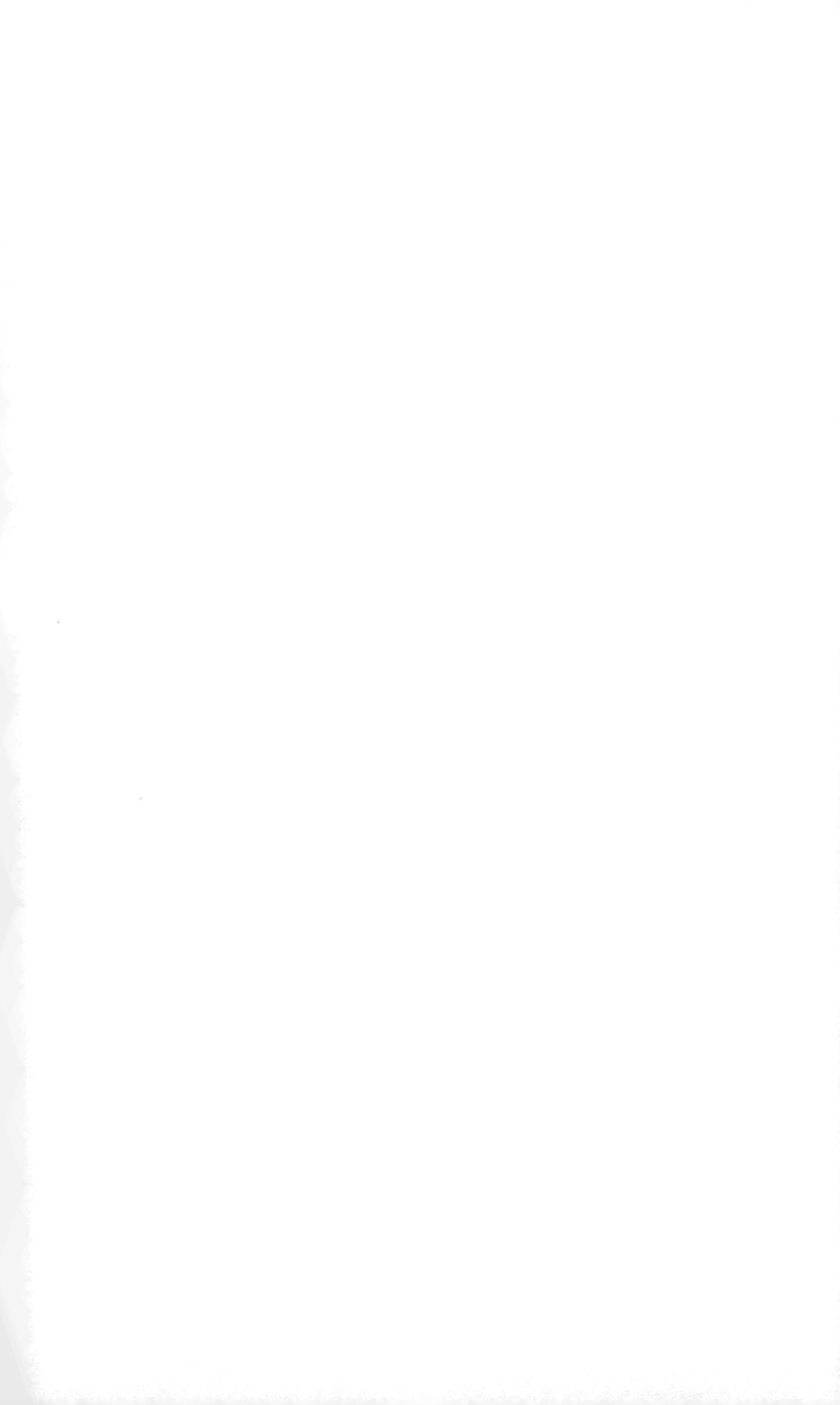

www.ingramcontent.com/pod-product-compliance
Ingram Content Group UK Ltd.
Pitfield, Milton Keynes, MK11 3LW, UK
UKHW020928180726
13838UKWH00002B/826